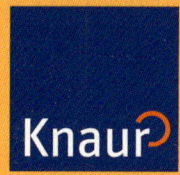

Prof. Dr. Hans A. Bloss
Dr. med. Isabel Bloss

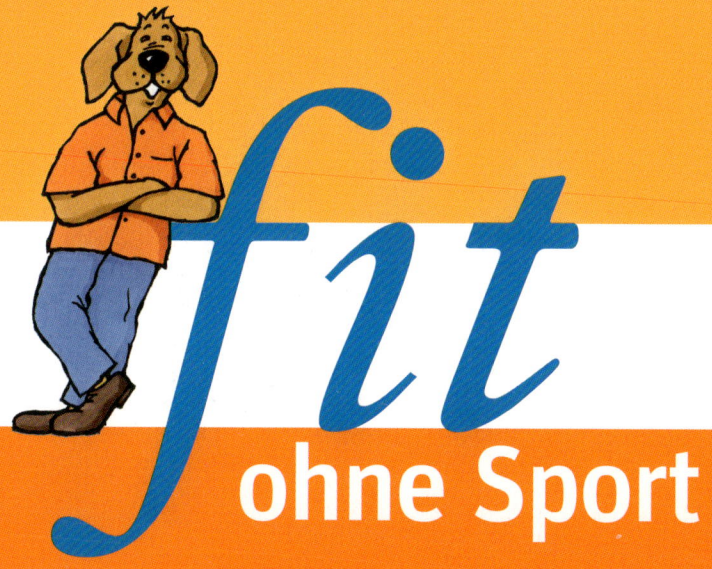

fit
ohne Sport

Ihr **Alltag** ist
Training genug

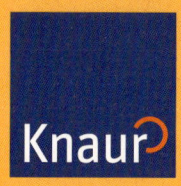

Prof. Dr. Hans A. Bloss
Dr. med. Isabel Bloss

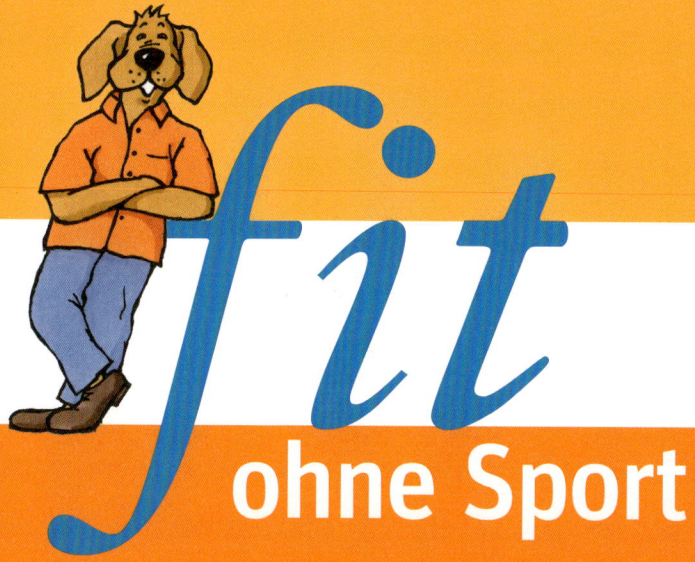

fit
ohne Sport

www.knaur-ratgeber.de

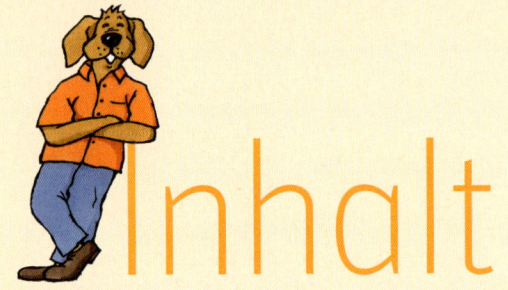

Inhalt

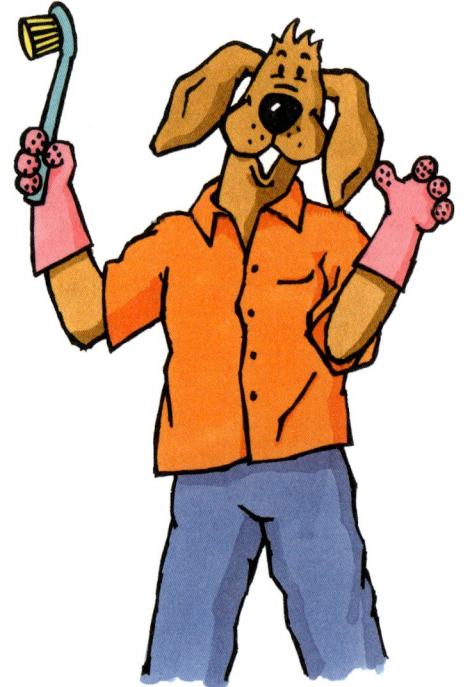

Liebe Leserin, lieber Leser,

schon wieder ein Ratgeber über Fitness und Gesundheit, sagen Sie zu Recht. Ja, es gibt zahlreiche Bücher über Bewegung und Fitness für Aktive und Faule, für Dicke und Dünne, für Motivierte und Nichtmotivierte, für Unsportliche und Sportliche. Für jeden, so scheint es, ist etwas dabei. Wir haben uns diese Bücher angesehen und sind zur Meinung gelangt, dass es eben nicht so ist. Zwar gibt es vieles für spezielle Fragen, aber für den ganz gewöhnlichen Normalverbraucher, der sich nur etwas mehr bewegen möchte, jedoch sonst mit Sport nichts im Sinn hat, gibt es nichts. Deshalb haben wir dieses Buch geschrieben. »Fit ohne Sport« klingt zunächst befremdlich, weil die meisten glauben, nur oder in erster Linie durch Sport fit werden zu können, oder Sport gar mit Fitness gleichsetzen.

Bei beiden Bereichen handelt es sich aber oft um gegensätzliche Welten. Der Begriff Sport wird meist auf Leistung, Konkurrenz und Wettkampf eingeengt und schreckt viele ab. Es ist sogar die große Mehrheit der Bundesbürger, die sich zwar den Sport gerne im Fernsehen ansieht, ihn aber selbst nicht ausübt. Die Gründe dafür sind komplex. Manche sind unsportlich aufgewachsen, andere hatten keinen Spaß am Schulsport, wieder andere haben eine unsportliche Figur oder bewegen sich nur ungern.

Wenn Sie zu dieser sportpassiven und bewegungslosen Mehrheit der Bundesbürger gehören, dann sind Sie genau der richtige Leser für unser Buch. Wir wollen Ihnen zeigen, dass es nicht notwendig ist, sportlich zu sein oder gar sportliche Höchstleistungen zu erbringen, um fit zu werden oder zu bleiben. Für eine gute Fitness müssen Sie nicht unbedingt Sport betreiben, gar jeden Tag eine Stunde oder mehr mit hohem Puls joggen.

Es reicht völlig aus, dass Sie sich in Ihrem Alltag, Ihrem Beruf und Ihrer Freizeit »etwas mehr« bewegen als bisher. Wir zeigen Ihnen auf, wie Sie mit ein paar kleinen Änderungen und ohne großen Zeitaufwand das »etwas mehr« an Bewegung leicht in den Tagesablauf einbauen können. Wenn Sie sich dann noch einigermaßen gesund ernähren und immer wieder einmal Zeit zur Muße nehmen, um sich von Stress und Hektik zu erholen und zu entspannen, haben Sie bereits das Menschenmögliche für ein gutes, lebenswertes und möglichst langes Leben getan. Zwar liegt nicht alles in unserer Hand, aber für Gesundheit, Fitness und Wohlergehen können wir mehr tun als wir glauben – oder tatsächlich tun. Dies erkannte bereits der griechische Philosoph Demokrit 460 Jahre vor Christi Geburt:

> *Die Menschen erbitten sich Gesundheit und Glück von den Göttern. Dass sie aber selbst Einfluss darauf haben, wissen sie nicht.*

Eine gute Fitness, die sich als harmonische Balance aus den drei Komponenten Bewegung, Ernährung und Entspannung zusammensetzt, können wir auch ohne Sport erreichen, wenngleich wir gerne einräumen, dass Sport durchaus ein sinnvolles zusätzliches Betätigungsfeld für ein gesundes und fittes Leben sein kann. Aber nur, wenn er moderat ausgeübt wird und nicht zu ungesunden Übertreibungen führt.

Wenn Sie die Ratschläge in diesem Buch lesen und in die Praxis umsetzen wollen, dann können Sie davon ausgehen, dass Sie fundiert, auf dem Stand der neuesten Wissenschaft, aber auch auf der Basis meiner jahrzehntelangen Praxiserfahrung informiert werden. Das Ziel ist, dass Sie nach der Lektüre wirklich wissen, wie Sie sich bewegen sollen, wie Sie mehr Bewegung in Ihr Leben bringen können und warum es gut für Sie ist, sich mehr zu bewegen. Nur mit der Bewegung anfangen müssen Sie selber – und durchhalten. Aber dabei will ich Ihnen ja helfen.

Wenn Sie dieses Buch gelesen haben – nicht am Stück, sondern immer wieder mal ein Kapitel, das Sie gerade interessiert, wobei Sie aber mit dem ersten als Basis beginnen sollten –, werden Sie die Bewegung in Ihr Leben integrieren. Regelmäßige Bewegung wird Sie so begleiten wie das tägliche Zähneputzen! Sie fühlen sich nur wohl, wenn Sie sich bewegt haben. Sie werden gesünder, können Ihr Leben noch mehr genießen und sind insgesamt zufriedener. Denn wer körperlich gesund, fit und gut drauf ist, ist aufgrund der Körper-Geist-Seele-Einheit auch ein optimistischerer und glücklicherer Mensch.

Bewegung ist die Basis und durch nichts ersetzbar. Schon der Volksmund erkannte: »Bewegen bringt Segen!« Es wäre aber vermessen, zu behaupten, Bewegung ersetzt eine gute Partnerschaft, eine intakte Familie oder berufliche Zufriedenheit. Jedoch federt sie vieles ab, sie stärkt uns, muntert uns auf, macht uns fröhlicher, schützt vor vielen Krankheiten und hat ganz erhebliche Heilwirkungen.

Mein bewegtes Leben hat offenbar ein wenig »abgefärbt«, denn sowohl für meine Tochter Isabel, Ärztin und Co-Autorin insbesondere der medizinischen Kapitel, als auch für meinen Sohn Christopher, Sport- und Fitnessexperte, Co-Autor meiner Bücher »Home Fitness« (2003) und »Gesund mit Pilates« (2006), der ebenfalls viele Gedanken zu diesem Buch beisteuerte, ist Bewegung ein Lebenselixier.

Herzlichst Ihr
Prof. Dr. Hans A. Bloss

Einleitung

Warum Bewegung der bessere Fitmacher ist

»No sports«, sagte Winston Churchill auf die Frage, wie er es geschafft hätte, 90 Jahre alt zu werden. Dieses von Bewegungs- und Sportmuffeln oft zitierte Sprichwort hat allerdings seine zwei Seiten: Churchill saß, als er das an seinem 90. Geburtstag sagte, im Rollstuhl und hatte schon einige Schlaganfälle hinter sich. Außerdem meinte er damit den Leistungssport und nicht die moderate sportliche Bewegung. Im Englischen gibt es beim Sportbegriff nämlich diese feine Unterscheidung nicht.
Hinzu kommt, dass sich der berühmte britische Staatsmann durchaus sein Leben lang viel bewegt hat. Er machte oft lange Spaziergänge, ging schwimmen, spielte Golf und Cricket. Gerade deshalb erreichter er trotz seines strapaziösen Lebens mit hoher beruflicher Belastung, trotz Stresses, Alkoholgenusses und Rauchens dieses gesegnete Alter. »No sports« müsste also durch »but movement« ergänzt werden, so dass Churchill eher ein gutes Beispiel für die positive Wirkung von Bewegung ist.

Was wird die Zukunft bringen?

Allerdings soll damit nicht gesagt sein, dass man einen gesundheitsschädlichen Lebenswandel führen kann, wenn man sich nur bewegt. Bewegung kann nicht alles abfangen und heilen. Wer zum Beispiel raucht und übermäßig dem Alkohol zuspricht, schädigt seine Gesundheit. Bewegung kann hier allenfalls mildernd wirken. Ich denke da an einige gute Freunde. Sie stehen inzwischen im 60. Lebensjahrzehnt und es ging ihnen bisher gut, wie sie sagen. Von größeren Krankheiten verschont, mit dem familiären und beruflichen Umfeld weitgehend zufrieden, stellen sie sich die Frage, was die Zukunft bringen wird. Je älter sie werden, desto öfter fragen sie sich, wie es wohl weitergehen wird – vor allem mit der seelischen und körperlichen Gesundheit.

Haben Sie gut vorgesorgt?

Bei solchen Überlegungen stellt man sich verständlicherweise immer häufiger die Frage: Habe ich eigentlich gut genug und richtig vorgesorgt? Habe ich vielleicht in meinem bisherigen Leben, in jüngeren Jahren, zu wenig darauf geachtet, dass das Leben mit einer gewissen Sorgfalt geführt werden sollte? Habe ich versucht, mit meiner Seele und meinem Körper pfleglich umzugehen? Seelische und emotionale Befindlichkeiten, man denke nur an Liebesbeziehungen, ergeben sich meist aus Zufälligkeiten und sind oft weniger zu beeinflussen oder zu steuern als körperliche Prozesse. Natürlich hängt im Sinne einer Ganzheitlichkeit alles eng miteinander zusammen, Seele, Emotionen, Geist und Körper.
Das eine bedingt das andere. »Gesundheit ist nicht alles, aber ohne Gesundheit ist alles nichts«, hatte schon Arthur Schopenhauer erkannt, denn körperliche Krankheit wirkt sich auch auf unser Gemüt und unser seelisches Gleichgewicht aus.

Gesundheit ist beeinflussbar

Genau an diesem Punkt kommen meine Freunde ins Grübeln. Bei ihrer seelischen

Gesundheit konnten sie selbst nicht so viel beeinflussen, denn es war eben oft Glück und Zufall, wenn sie jemanden für eine liebevolle Liebesbeziehung trafen oder wenn es beruflich gut klappte – obwohl im Beruf Glück und Können zusammengehören.

Bei der körperlichen Gesundheit aber ist es anders, denn da kann man wirklich Einfluss nehmen. »Habe ich wirklich gut gehandelt?«, fragen sich deshalb zu Recht meine Freunde. Habe ich womöglich ein Leben in Saus und Braus geführt, alles in vollen Zügen genossen, geraucht, getrunken und übermäßig gegessen? Habe ich dadurch meinen Körper etwa zu wenig beachtet und nicht auf seine Warnsignale gehört? Körper-Sein, ihn fühlen, erfahren und pflegen, in ihm ganzheitlich leben oder Körper-Haben, über ihn verfügen, ihn benutzen und alles aus ihm herausholen – das ist die Frage.

Vorratshaltung nicht möglich

Wenn nun meine Freunde und auch Sie ins Zweifeln geraten und sich fragen, ob Sie richtig und ausreichend vorgesorgt haben oder – wenn Sie jünger sind – wie Sie ab sofort richtig und ausreichend vorsorgen können, ist hier die Antwort:

Mit der körperlichen Gesundheit, die unser seelisches Wohl immer mit beeinflusst und umgekehrt, verhält es sich nicht so wie mit dem Vorsorgen für die Rente im Alter. Gesundheit können Sie nicht ansparen, sie muss immer gepflegt werden. Das heißt aber auch – im Unterschied zur Rente –, dass es nie zu spät ist, für die Gesundheit etwas zu tun. Allerdings lässt sich leider nicht mehr alles aufholen, was man in früheren Jahren versäumt hat. Wer viel geraucht, sich falsch ernährt und wenig bewegt hat, dessen Gesundheit ist auf Dauer beeinträchtigt. Mancher Schaden ist zwar korrigierbar, aber nicht jeder. So kann etwa ein Herzinfarkt weitgehend wieder geheilt, jedoch eine Osteoporose nur gestoppt werden.

Optimal: frühzeitige Vorsorge

Die Wissenschaft hat aber auch herausgefunden, dass sich frühzeitige »Investitionen« in die Gesundheit durchaus lohnen und in späteren Jahren reiche Früchte tragen. Wer also schon früh richtig vorsorgt, lebt nicht nur in jungen Jahren gesünder und besser, sondern hat auch im Alter mehr davon, weil er länger lebt. Wenn Sie noch jung sind, sollten Sie daher sofort mit der richtigen Gesundheitsvorsorge beginnen. Falls Sie schon etwas älter sind und bisher zu wenig für sich getan haben, sollten Sie ebenfalls gleich damit loslegen. Es lohnt sich immer!

> »Richtige Vorsorge« heißt, sich richtig und ausreichend bewegen, sich vernünftig ernähren und sinnvoll entspannen.

Im Zentrum dieser Trias steht die Bewegung, denn Bewegung ist Leben, von ihr geht alles aus. Sie beeinflusst quasi als Katalysator auch Ihr Ernährungsverhalten sowie Ihren Umgang mit Stress, Hektik und Burn-out-Problemen.

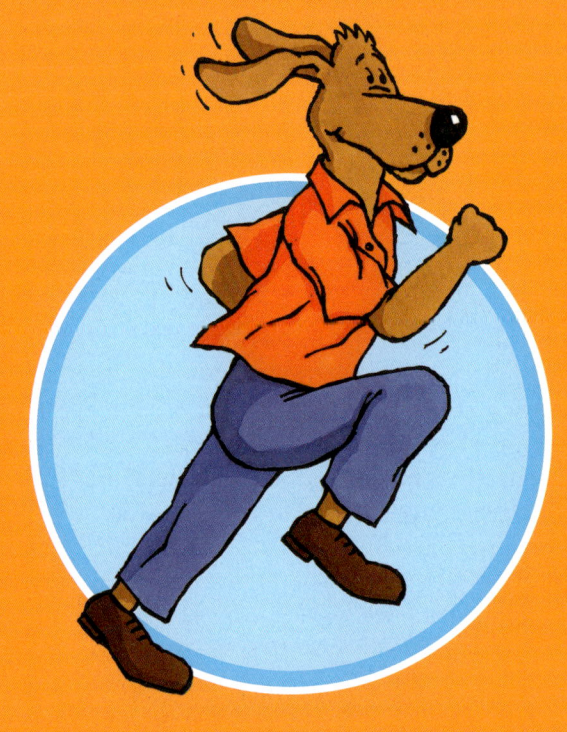

Bewegung

statt Sport

Der feine Unterschied

Keine Ausreden:
Bewegung fängt im Kopf an

Jeder kennt den Spruch »Bewegen bringt Segen«. Unsere Vernunft weiß auch, dass wir uns mehr bewegen müssen, um noch besser, erfüllter und länger zu leben. Wie aber gelangt diese Erkenntnis in unser Herz? Denn erst wenn wir wirklich im tiefsten Inneren davon überzeugt sind, werden wir endlich aktiv.

Die Einsicht allein reicht leider nicht aus

Hinzu kommt noch das leidige Problem mit der Zeit: »Wann, bitte sehr, sollen wir uns bewegen?«, fragt der Manager eines großen Unternehmens. »Meine Kollegen und ich haben einfach zu wenig Zeit dafür.« Immer wieder erlebe ich bei meinen Vorträgen, dass mir zwar zugestimmt wird, wenn ich über die wunderbaren Wirkungen der Bewegung rede, dass aber oft auch Fragen und Einwände kommen, wenn es um die konkrete Bewegungspraxis geht. Jeder ist von den segensreichen Wirkungen regelmäßiger Bewegung im Kopf überzeugt, aber die Umsetzung in die Praxis fällt oft schwer.

Der innere Schweinehund

Interesse und tatsächliches Verhalten fallen auch in Sachen täglicher Bewegung erheblich auseinander. Der sogenannte innere Schweinehund ist offenbar stärker. Nach wissenschaftlichen Untersuchungen sind etwa 95 Prozent der Deutschen davon überzeugt, dass Bewegung und moderater Sport gut für Gesundheit, Fitness und Wohlergehen sind. Es ist aber auch belegt, dass es tatsächlich nur etwa 20 Prozent schaffen, sich regelmäßig zu bewegen. Im Kopf ist die Erkenntnis zwar da, aber sie reicht offenbar nicht aus, um es in praktisches Tun umzusetzen. Woher kommt das?

Unser Experten-Tipp: Kopf und Herz möglichst in Einklang bringen

- Spätestens seit Daniel Golemans Publikationen über die emotionale Intelligenz wissen wir, dass wir zwei verschiedene Weisen des Erkennens, zwei Seelen haben: eine denkende, rationale und eine fühlende, emotionale Seele. Diese Unterscheidung wird auch mit »Kopf« und »Herz« bezeichnet.

- Während wir mit der rationalen Seele, also dem Kopf, erkennen, abwägen und reflektieren, folgt die emotionale Seele, das Herz, den Gefühlen, Launen und Begierden.

Meistens arbeiten Kopf und Herz harmonisch zusammen, es besteht also ein Gleichgewicht zwischen emotionaler und rationaler Seele. Die Gedanken spielen eine wichtige Rolle beim Fühlen, und die Gefühle wiederum sind wichtig für Denkvorgänge. Wenn die beiden Seelen nicht gut miteinander koordiniert sind, kann es sein, dass zwar der Kopf aus Vernunftgründen für mehr Bewegung ist, sich aber nicht durchsetzen kann, weil das Herz als Sitz der Gefühle nicht beistimmt.

Auch das Herz muss dabei sein

Bewegung fängt zwar im Kopf an, es müssen aber unbedingt auch Herz und Emotionen mit einbezogen werden, damit ein wirklich dauerhaftes Bewegungsbedürfnis entsteht. Von Kindern wissen wir, dass sie nicht über Belehrungen oder Vernunftgründe wie etwa »Bewegung ist gesund« für Aktivitäten und Sport zu gewinnen sind. Kinder haben das Sich-Bewegen noch nicht verlernt, sie brauchen keine Motivationshilfen. Sie benötigen lediglich Anregungen sowie Gelegenheiten, und schon legen sie los. Die Kleinen bewegen sich einfach deshalb, weil es ihnen Spaß macht, weil ihre emotionale Seele Lust dazu hat, und weil sie sich dabei wohlfühlen.

> *Pierre de Coubertin, Begründer der modernen Olympischen Spiele, hat zu Recht gefordert, dass die obligatorische sportliche Betätigung eher für Erwachsene als für Kinder und Jugendliche eingeführt werden müsse.*

Zumindest gilt das noch für die meisten Kids, denn es ist zu beobachten, dass eine bewegungsfeindliche Umwelt mit Fernsehen und PC auch immer mehr junge Menschen zu Bewegungsmuffeln macht. So gibt es inzwischen schon im Kindesalter zunehmend Diabetes-II-Erkrankungen aufgrund von falschem Essen und zu wenig Bewegung. Kein Wunder, denn in sportwissenschaftlichen Untersuchungen wurde herausgefunden, dass sich viele Kinder oft nur eine Stunde am Tag bewegen.

Der Weg zum Körpergefühl führt über den Verstand

Wie nun können wir auch unser Herz davon überzeugen, dass wir uns mehr bewegen müssen? Denn nur wenn die Erkenntnis in unser Unterbewusstsein eingedrungen ist, wenn die rationale und emotionale Seele miteinander harmonieren, entstehen Gewohnheiten, Überzeugungen und Verhaltensmuster, die unsere Handlungen prägen und steuern. Gedanken und Gefühle bestimmen Ihr Handeln am besten, wenn sie miteinander im Einklang sind.

Über die Erkenntnis, dass Bewegung sinnvoll und notwendig ist, gelangen Sie mit entsprechenden Strategien, vor allem aber durch Erfahrungen und Erlebnisse, zu Gewohnheiten und Verhaltensmustern: Bewegung ist gut, also probiere ich sie aus, und bald wird eine Gewohnheit daraus – vom Verstand zum Körpergefühl. Allerdings funktioniert das nicht von heute auf morgen, es ist ein längerer Prozess. Aber auch umgekehrt entsteht manchmal aus lieben Gewohnheiten Wissen. Wer auf seinen Körper achtet, ihn pflegt und bewegt, dem geht es im Kopf ebenfalls besser, weil sich aufgrund der Ganzheitlichkeit des Menschen dann auch der Gesundheitszustand verbessert.

Gehen Sie achtsam mit sich um

Die Sozialpsychologin Ellen Langer von der amerikanischen Harvard-Universität hat in mehreren Studien gezeigt, dass Menschen, die achtsam sind und auf ihren Körper aufpassen, gesünder und auch länger leben. Achtsamkeit wirkt sich auf eine große Anzahl von wichtigen Gesundheitsparametern aus.

Achtsame Menschen registrieren emotionale und physiologische Veränderungen bei sich selbst früher und vermögen entsprechend darauf zu reagieren. Sie können deshalb auch Krankheitssymptome wie hohen Blutdruck, Herzrhythmusstörungen, Depressionen, das Burn-out-Syndrom und andere psychosomatische Probleme wesentlich eher erkennen und zum Beispiel durch regelmäßige Bewegung entsprechend vorbeugen.

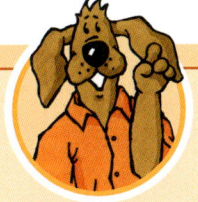

Fitness und Gesundheit: Zwei verschiedene Paar Schuhe, die Sie beide abwechselnd tragen sollten

Fitness und Gesundheit sind nicht dasselbe, wenngleich beide Begriffe manchmal gleichgesetzt werden. Ein gesunder Mensch braucht nicht unbedingt fit zu sein, er kann nämlich dennoch einen schlappen, ungeübten Körper haben und stressanfällig sein. Umgekehrt kann sich jemand, auch wenn er medizinisch nicht ganz gesund ist, etwa an einer chronischen Krankheit wie Rheuma leidet, durchaus mit regelmäßiger Bewegung und vernünftiger Ernährung fit und leistungsfähig halten.

Fitness setzt am Körper an und beeinflusst den ganzen Menschen, wobei regelmäßige Bewegung, gesunde Ernährung und sinnvolle Entspannung eine zentrale Rolle spielen. Ein guter Fitnesszustand spiegelt sich wider in einem gesteigerten Wohlbefinden, höherer Belastbarkeit in Alltag und Beruf sowie in dem Vermögen, Stresssituationen besser begegnen zu können.

Während Gesundheit von der Weltgesundheitsorganisation WHO als »vollständiges körperliches, geistiges und soziales Wohlbefinden« angesehen wird, kann Fitness als »Leistungsfähigkeit für die Anforderungen des Alltags und Berufs« definiert werden. Wer fit ist, wird körperlich und mental gut mit dem Leben fertig.

So kann's gelingen:
Ziele verwirklichen

Wenn wir Gewohnheiten ändern oder endlich einmal aufgeschobene Pflichten in Angriff nehmen wollen, taucht nicht selten ein innerer Widerstand auf, der uns in Wanken bringt: Soll ich nicht doch besser einen Kaffee trinken gehen oder bei einem Freund vorbeischauen, bevor ich mich bewege?

Unser Motivations-Tipp: So besiegen Sie den inneren Schweinehund

- Sofort loslegen, nicht erst nächste Woche ➜ positive Reaktionen des Körpers.

- Konsequent bleiben, feste Termine machen ➜ erst nach sechs Wochen hat sich der Körper an den neuen Rhythmus gewöhnt.

- Anreize schaffen ➜ gegenseitige Motivation durch Freunde, eine Gruppe.

- Ziele setzen ➜ kleine Etappen, z. B. auch Gewichtsverlust.

- Sich selbst belohnen ➜ z. B. Wellness-Wochenende, neues Sport-Outfit.

- Auf Körpersignale achten ➜ beim Treppensteigen weniger schnaufen, beweglicher werden.

- Abwechslung schaffen ➜ verschiedene Sportarten ausprobieren.

Guten Vorsätzen endlich Taten folgen lassen

Vorsicht: Aufschubtaktiken sind meist von schlechtem Gewissen begleitet und Sätze wie »Besser wäre es gewesen, wenn …« sind dann Ausdruck Ihrer zugegebenen Schwachheit. Der Widerstand des inneren Schweinehundes, also die Diskrepanz zwischen Herz und Verstand (siehe Seite 11), ist am größten bei Veränderungen, die dauerhafte Verhaltensumstellungen verlangen, wie beispielsweise sich regelmäßig zu bewegen, abzunehmen, gesund zu essen oder mit dem Rauchen aufzuhören.

Deshalb sollten Sie sich ganz konkrete Ziele setzen und genaue Zeitpunkte dafür festlegen, etwa »Ich gehe jeden zweiten Tag vor dem Abendessen 30 Minuten spazieren« statt »Ich will mich wieder mehr bewegen«. Zusätzlich können Sie sich geistig vorstellen, wie Sie sich nach dem Spaziergang wohler fühlen und bald fitter und schlanker sind. Solche motivierenden Bilder haben wesentlich mehr Kraft als das gesprochene Wort. Je genauer und farbiger Ihre Zielvorstellung ist, desto höher wird Ihre Motivation sein.

Große Bedeutung: das Selbstbild

Eine wichtige Rolle für die eigene Motivation spielt das Bild, das Sie von sich selbst haben, in der Wissenschaft auch Selbstbild oder Selbstkonzept genannt. Beim einen überwiegen die positiven Aspekte des Selbstkonzepts, etwa Selbstvertrauen, Lebensfreude, Optimismus und Liebe, beim anderen wiederum stehen negative Verhaltensmuster wie Angst, Unsicherheit und Pessimismus im Vordergrund.

Solchen negativen Verhaltensmustern, Gewohnheiten und Gefühlen, die dem inneren Schweinehund freien Lauf lassen, nach dem Motto »Da kann ich mich noch so anstrengen, das schaffe ich sowieso nicht!«, begegnen Sie erfolgreich, wenn Sie ein neues Selbstkonzept aufbauen. Das gelingt natürlich nicht von heute auf morgen. Denn das neue Selbstbild fällt nicht plötzlich vom Himmel. Schließlich ist es innerhalb vieler Jahre durch Erziehung und Sozialisation entstanden. Aber es kann auch wieder verändert werden.

> **Unser Bewegungs-Tipp: Motivationshilfen zum besseren Durchhalten**
>
> - Genaueres Formulieren des Ziels vergrößert die Chance, es wirklich zu erreichen.
> - Präzise Aufgabenschritte festlegen, nicht »weniger«oder »mehr«.
> - »Ich will« oder »ich kann« ist besser als »ich muss«, sonst ist der Druck zu hoch.
> - Feste Zeitpunkte sind wichtig, ohne genauen Termin erfolgt oft kein Handeln.
> - Viele kleine Schritte sind besser als ein einziges großes Vorhaben (Salamitaktik).
> - Das Ziel sollte klar messbar sein, damit Erfolge erkennbar sind.
> - Das Ziel muss realistisch und gut erreichbar sein, sonst gibt es entweder eine Über- oder Unterforderung.

Realistische Aufgaben bewirken Veränderungen

Wichtig ist, dass sich das Ausmaß der Herausforderung und Ihre Fähigkeiten in etwa die Waage halten. Überforderung ist nämlich genauso schlecht für Ihre Motivation wie Unterforderung. Falls Sie sich bisher wenig bewegt haben und auf einmal vornehmen, täglich zum Beispiel eine Stunde lang zügig zu gehen, ist das eine Überforderung und ebenso schlecht, als wenn Sie nur einmal wöchentlich einen 15-minütigen Spaziergang einplanen. Dieser würde Ihr Wohlgefühl nicht heben und Sie obendrein unterfordern.

Nach Erkenntnissen von Psychologen ist die sogenannte Salamitaktik ein erfolgversprechendes Mittel, um den inneren Schweinehund zu besiegen. Unterteilen Sie Ihre Bewegungsvorhaben in viele kleine, überschaubare und zeitlich begrenzte Einheiten, die dann nach und nach erweitert werden können. Entscheidend ist, dass Sie sich dabei nicht zu viel zumuten.

Fallbeispiel

Max Cerny, 55 Jahre, Grafiker aus Fürth

Dieser Ratsuchende wandte sich mit folgendem Problem an uns: »Als junger Mann bin ich unheimlich viel geschwommen. Ich habe mich auch in zahlreichen Wettkämpfen bewiesen. Vor einigen Wochen wollte ich daran wieder anknüpfen und regelmäßig schwimmen. Meine Leistung hatte aber derartig nachgelassen, dass ich gerade mal eine Bahn ohne Pause schaffte. Seither fehlt mir die Motivation. Dabei möchte ich doch wieder schwimmen. Wie kann ich an meinen ehemaligen Leistungssport anknüpfen? Geht das überhaupt? Oder wäre eine andere Sportart besser?«

Max Cerny beschreibt das Dilemma, in dem sich viele Ältere befinden, die wieder mehr Bewegung in ihr Leben integrieren möchten und dabei die ganz persönliche Bewegungskarriere nicht außer Acht lassen wollen. Sport unter der Perspektive von Leistung ist jedoch nicht gesund. Deswegen ist es keine gute Idee, »wieder an den ehemaligen Leistungssport anzuknüpfen.« Auch der Wechsel in eine andere Sportart könnte in höherem Alter mehr Schwierigkeiten als Nutzen bringen. Besser wäre es, Möglichkeiten zu suchen, um sich mehr zu bewegen und die Fitness zu erhöhen. Das heißt konkret: Wegstrecken verlängern, sich öfter aufs Fahrrad schwingen und jede Bewegungsgelegenheit nutzen.

Kürzere Bewegungseinheiten

Joggen Sie also lieber jeden Tag nur 15 Minuten als einmal in der Woche gleich eine ganze Stunde. Wenn das Vorhaben nämlich kaum Aussicht auf Erfolg hat, kommt es erst gar nicht zu einer Motivation. Bei sportlich Ungeübten hat tägliches kurzes Joggen schon bald gute Auswirkungen auf das körperliche und seelische Wohlgefühl. Ein einstündiger Lauf hingegen, obendrein noch ohne langsamen Aufbau, führt leicht zu Überforderung mit Kopfschmerzen, Schwindel und Unwohlsein.

Der Weg ist das Ziel

Auch wenn das Zielbild genau bestimmt und realistisch formuliert wurde, ist es sehr wichtig, dass Sie den ersten Schritt tun und mit der Zielerreichung konkret beginnen. Haben Sie nicht schon selbst erlebt, dass Ihnen dann, wenn Sie mit einer Bewegung anfangen wollen, etwa einer kleinen Pilates-Gymnastik, viele Ausreden einfallen?

> **Ausreden kannte schon der römische Philosoph Seneca: »Nicht weil es schwer ist, wagen wir es nicht, sondern weil wir es nicht wagen, ist es schwer.«**

»Das mache ich doch lieber am Abend statt am späten Nachmittag.« Oder: »Ich muss vorher noch etwas im Haushalt erledigen und habe im Augenblick einfach nicht die nötige Ruhe, außerdem bin ich gerade nicht in Stimmung, weil ich mich vorhin über meine Mutter geärgert habe.« So entsteht ein Teufelskreis: aufschieben – ausfallen lassen – ganz sein lassen.

Den Teufelskreis durchbrechen

Sie können diesem eben beschriebenen Teufelskreis eigentlich nur entkommen, wenn Sie Ihre Trägheit überwinden und die gymnastischen Übungen so schnell wie möglich nachholen. Denn dann spüren Sie auf einmal, dass Ihnen die Bewegungseinheit doch guttut und Ihnen in der Tat ge,rade die Zeit und Ruhe gibt, die Sie dazu brachte, die Aktivität nicht zu verschieben. Sie werden sehen, wenn Sie erst einmal angefangen haben, sich zu bewegen, haben Sie schon halb gewonnen. Die ersten Schritte sind entscheidend, der Weg selbst ist hier das Ziel.

Hilfreich: die Sandwichtechnik

Sie kann Ihnen für solche Verhaltensänderungen und die Schaffung von neuen Gepflogenheiten große Dienste erweisen. Die Sandwichtechnik besagt, dass Sie die neue Gewohnheit, zum Beispiel 20 Minuten Pilates-Übungen, zwischen zwei schon bestehende Rituale packen. Vielleicht bauen Sie Ihr Gymnastik-Programm zweimal in der Woche am Spätnachmittag zwischen dem Erledigen der Korrespondenz und dem Abendessen ein. So erholen Sie sich vom Schriftkram und freuen sich dann umso mehr aufs Abendessen, weil Sie bereits einige Kalorien abgearbeitet haben.

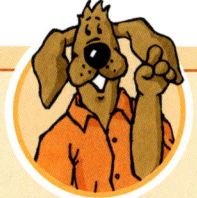

Motivations-Tipps: So können Sie den inneren Schweinehund erfolgreich austricksen

Gemeinsam geht's noch besser: Zu zweit oder in einer Gruppe macht den meisten das Sporteln mehr Spaß. Die Motivation ist größer, und das Absagen fällt schwerer. Wer sich mit anderen bewegt, produziert außerdem weniger Stresshormone, wie die US-Neurologin Elizabeth Gould nachgewiesen hat.

Bewegung nach dem Lustprinzip: Nur wenn etwas Spaß macht, bleibt man bei der Sache. Ob man sein Bewegungsprogramm durchhält, hängt zu 70 Prozent davon ab, wie viel Freude man daran hat, sagen Psychologen. Die Begeisterung kommt oft erst, wenn man dranbleibt. Falls Ihnen eine Sportart nicht gefällt, wechseln Sie sie besser.

Abwechslung macht Laune: Langeweile ist ein Motivationskiller! Vermeiden Sie Trainingsroutine, indem Sie mehrere Bewegungsprogramme zusammen stellen. Nicht immer nur Outdoorsport, es gibt auch Möglichkeiten für zu Hause oder für den Berufsalltag. So wird Ihr Körper in allen drei Bereichen – Ausdauer, Kraft und Beweglichkeit – trainiert. Wir nennen das »Balanced Fitness« (siehe Seite 25).

Die Leichtigkeit des Seins:
Besser in Bewegung

Beobachten Sie einmal in einem Kaufhaus, wie Stufentreppen und Rolltreppen benutzt werden. Die meisten Menschen (Sie auch?) nehmen auf dem Weg in eine höhere Etage die Rolltreppe und hinunter die Stufen. Wie wäre es wohl geschickter? Genau umgekehrt: nach oben die Stufen, nach unten die Rolltreppe.

Lieber Energie verbrauchen als Energie sparen

Sicher fragen Sie sich, warum es sinnvoller ist, nach oben die Stufen zu benutzen. Um fit zu bleiben, wollen Sie ja Energie verbrauchen, mit der Benutzung der Rolltreppe jedoch sparen Sie Energie. Gehen Sie daher nach oben immer besser zu Fuß. Lassen Sie dabei vor allem keine Ausreden zu, denn jede Stufe zählt!

Auf dem Weg nach unten die Rolltreppe oder den Lift zu nehmen, ist deshalb anzuraten, weil Sie so Ihre Kniegelenke schonen. Denn die Kräfte, die beim Hinuntersteigen auf die Kniegelenke wirken, sind nicht gering. Besonders nach einer ermüdenden Einkaufstour oder nach einem langen Tag im Büro ist Ihre muskuläre Koordination nicht mehr frisch genug, um diese Kräfte optimal auffangen zu können.

Unser Energie-Tipp: Keine Ausreden beim Treppensteigen!

- »Ich habe es ganz eilig, da gehe ich schnell die Rolltreppe hinauf«: Warum nehmen Sie nicht die Stufentreppe und steigen zwei, drei Stufen auf einmal?

- »Es sind so viele Etagen, da bin ich ganz verschwitzt, wenn ich oben ankomme«: Gehen Sie die Treppe gemächlich nach oben.

- »Alle nehmen den Lift. Ich wirke lächerlich, wenn ich die Treppe gehe«: Aber Sie sind bald schlanker!

Einfach: der Stufeneffekt

Der Energieverbrauch beim Hinuntersteigen ist zu niedrig, als dass wir Ihnen dies als Fitness-Empfehlung aussprechen könnten. Lassen Sie es auf dem Weg nach unten daher gemächlich angehen, steigen Sie in den Lift. Den Energieverbrauch beim Hinaufsteigen aber sollten Sie erhöhen. Gehen Sie die Treppe bewusst unökonomisch nach oben. Da eine Treppe schräg nach oben verläuft, ist es am ökonomischsten, diesem Verlauf möglichst ohne große Abweichungen zu folgen. Eine Treppe ökonomisch hinaufzusteigen bedeutet, möglichst wenig Distanz zwischen Schuhsohle und Treppenstufe zu haben, das Bein also nur so weit anzuheben, dass Sie die Treppe eben hinaufkommen. Beobachten Sie einmal eine »Zwangstreppe«, eine Treppe, die unbedingt bestiegen werden muss, weil es weit und breit weder einen Lift noch eine Rolltreppe gibt: Sie werden geradezu Experten im ökonomischen Treppensteigen entdecken, die sich gegenseitig darin übertreffen, eine Treppe ohne großen Aufwand hinaufzukommen.

Jede Bewegung ist gespeichert

Bewegungen werden im Kopf in bestimmten Programmen gespeichert, ähnlich Computerprogrammen. Müssten Sie sich nämlich über jede Bewegung stets neue Gedanken machen, könnten Sie nicht viel lernen. Deshalb sind die meisten Bewegungen gespeichert und automatisiert. Sie funktionieren nebenher und erfordern wenig Energie, denn einer der größten Energiefresser unseres Körpers, das Gehirn, arbeitet dabei auf Sparflamme.

Lernprozess im Kindesalter

Sie haben das Treppensteigen schon als Kind gelernt. Damals bestand Ihre Lernaufgabe darin, die Treppe in ihrer Zweckmäßigkeit zu überwinden, den Höhenunterschied auszugleichen, und zwar so schnell und bequem wie möglich. Treppen hinaufzusteigen ist für Kinder zunächst anstrengend, die Stufen sind für sie ziemlich hoch, so dass sie viel Muskelarbeit zu leisten haben. Als Programm werden sie nach langer und oft wiederholter Übung diejenige Bewegung speichern, die ihnen

Unser Gesundheits-Tipp: Werden Sie fit durch intensive Vorstellung

- Nach einer Untersuchung der amerikanischen Psychologen Ellen Langer und Alia Crum von der Harvard-Universität reicht es aus, sich Alltagsbewegungen bewusst als gesundheitsfördernd vorzustellen, um fitter zu werden.

- Die Forscherinnen hatten 84 Zimmermädchen im Alter von 18 bis 55 Jahren aus sieben Hotels in Boston zu einem Versuch gebeten und der einen Hälfte erklärt, dass zur Gesundheits- und Fitnesssteigerung täglich 30 Minuten Bewegung gehörten, während die andere Hälfte keine solchen Informationen erhielt. Nach einem Monat stellte sich heraus, dass die entsprechend informierten Zimmermädchen tatsächlich fitter waren als die anderen.

- Diese Erkenntnis bestätigt, was in der Sportwissenschaft längst als mentales Training bekannt ist: Eine intensive gedankliche Vorstellung von Bewegungen führt bereits zu Trainingseffekten, weil dabei nicht sichtbare, aber messbare muskuläre Aktionsströme fließen.

am wenigsten Anstrengung abverlangt hat. Denn am Anfang heben sie die Beine vielleicht zu hoch – oder nicht hoch genug. Aber irgendwann werden sie dann zu kleinen Experten in der Treppensteigbewegung, und sie können mit wenigen Blicken einschätzen, wie eine Treppe schnell gelaufen werden kann. Denn sie haben es ja meist eilig, um zu den Freunden zu kommen, und verschwenden keinerlei Gedanken daran, eine Treppe nur als Selbstzweck anzusehen.

Speicherungen wieder löschen

Als Erwachsener haben Sie das Bewegungsprogramm Treppensteigen mit den Komponenten energiesparend und ökono-

misch gespeichert. Das sollen Sie jetzt verändern, vielmehr müssen Sie nun ein neues Programm gestalten, so, als würden Sie eine Sportart lernen. Vielleicht haben Sie das bisher vermieden, aber keine Sorge, das Treppensteigen ist sehr schnell zu erlernen. Sie benötigen dafür auch weder eine Ausrüstung, noch einen Trainer. Ein weiterer Vorteil ist, dass Sie Ihr Hirn aktivieren, neue Verschaltungen anzulegen und eventuell sogar weitere Nervenzellen zu bilden. Das hält Sie jung. Wir erklären ihnen nun genau, wie Sie durchs Treppensteigen fitter werden können.

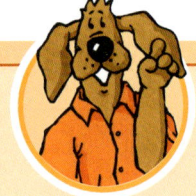

Weniger ist mehr – auch bei Bewegung und Sport

Eine der umfangreichsten Forschungen, für die in den USA acht Jahre lang 13.000 Personen im Alter von 20 bis über 60 Jahren durch Tests auf dem Fahrradergometer auf ihre Ausdauerfitness untersucht wurden, ergab, dass bereits relativ wenig Bewegung ausreicht, um sich optimal gesund zu halten.

Von den fünf nach Fitnessgraden eingeteilten Personengruppen hatte die Gruppe mit sehr wenig Bewegung und vornehmlich sitzender Tätigkeit die höchste Sterblichkeitsrate. In der nächsten Gruppe mit dem zweitniedrigsten Fitnessgrad, der einem zügigen Gehen von täglich 30 bis 60 Minuten entsprach, fiel die Todesrate bereits um 60 Prozent für Männer und 48 Prozent für Frauen. Die drei weiteren Gruppen mit noch umfangreicherem Fitnesstraining hingegen wiesen kaum deutlich positivere Werte auf.

Diese Untersuchung bestätigt, dass Sie kein Marathonläufer sein müssen, um sich vor einem Herzinfarkt zu schützen, sondern dass es ausreicht, wenn Sie zwei- bis dreimal wöchentlich einen halbstündigen flotten Spaziergang machen. Weniger ist also auch bei Sport und Bewegung mehr, während zu wenig ungesund und krank macht, zu viel jedoch Sportschäden hervorruft.

So lernen Sie das Treppensteigen neu

Versuchen Sie zunächst einmal, bewusst Treppen zu steigen, um ein Gefühl dafür zu bekommen, wie Sie es bisher gemacht haben. Achten Sie auf Ihre Körperhaltung: Sind Sie stark nach vorne geneigt oder eher gerade? Wohin blicken Sie beim Steigen? Wie setzen Sie Ihre Füße auf? Nur mit dem Vorfuß oder mit dem ganzen Fuß? Wie drücken Sie sich nach oben ab? Können Sie spüren, welche Muskeln dabei arbeiten? Als Nächstes sollten Sie versuchen, die Bewegung Schritt für Schritt zu verändern. Sie werden schließlich in der Lage sein, eine Treppe auf verschiedene Art und Weise zu gehen.

Bewegung aus dem Sprunggelenk

Wenn Sie keine gesundheitlichen Einschränkungen haben, werden Sie Treppen bisher hauptsächlich so gegangen sein, dass die meiste Kraft aus den Hüft- und Kniegelenken kommt. Das Sprunggelenk hat dabei wahrscheinlich kaum eine Rolle gespielt. Das musste es auch nicht, da die meisten Treppen völlig plane Aufsätze haben und eine Bewegung im Sprunggelenk nicht unbedingt nötig ist. Die allerdings werden Sie nun in Ihr Treppensteigen mit einbauen. Dadurch kommt es gleich zu einer ganzen Reihe von positiven Effekten. Sie aktivieren und kräftigen beispielsweise Ihre Unterschenkelmuskulatur inklusive der besonders im Alter so wichtigen Muskelvenenpumpe.

> *Dank der neuen Technik verbrauchen Sie mehr Energie, Sie trainieren Ihre Koordination und kräftigen Ihre Rumpfmuskulatur.*

Am besten probieren Sie die neue Bewegung zunächst am Platz aus. Sie benötigen dazu nur eine Treppe. Den ersten Schritt auf die Treppenstufe führen Sie so durch: Ihr Fuß sollte vorab in Richtung Schienbein gezogen sein; dazu müssen Sie die Muskeln am Schienbein aktivieren. Die Haltung ist das Gegenteil der Zehenspitzenhaltung.

Arbeit für den Schienbeinmuskel

Wenn Sie länger so verharren, werden Sie schnell merken, dass dabei der vordere Schienbeinmuskel viel Arbeit zu leisten hat, und Sie werden spüren, wo sich dieser Muskel befindet. In dieser Fußhaltung setzen Sie den Fuß dann schräg an die (gerade) Kante der Stufe, so dass Sie die Kante etwa unterhalb Ihres Großzehenballens berühren. Nun drücken Sie sich aus dem Sprunggelenk nach oben, so als wollten Sie beginnen, die Treppe hochzusteigen. Die Bewegung sollte dabei verstärkt in der Wadenmuskulatur zu spüren sein.

Die Knie etwas weniger beugen

Der erste Schritt ist, wie so oft, auch hier der schwierigste. Die nächsten Schritte funktionieren einfacher, sobald die Bewegung einigermaßen flüssig geworden ist. Alle weiteren führen Sie auf dieselbe Weise aus, mit einer einzigen Änderung: Den ersten Schritt haben Sie noch bei relativ starker Kniebeugung getan. Diese Beugung sollte für die nächsten Schritte wesentlich geringer werden. Indem Sie also

Ihr Kniegelenk »einfrieren«, sieht die Bewegung zunächst ein wenig steif und ungelenk aus. Sie ähnelt einer Schonbewegung zur Vermeidung schmerzhafter Kniegelenkbewegungen. Das Kniegelenk sollte dabei aber keinesfalls vollständig gestreckt sein, sondern stets leicht gebeugt. Die Hauptbeschleunigung jedoch erfolgt aus dem Sprunggelenk.

Unser Experten-Tipp: Ökonomisierung ist nicht immer gesund

- Bei technischen Systemen fördert die ökonomische Funktion die Lebensdauer. Für eine Fahrradkette z. B. ist es am günstigsten, sie in einer mittleren Position zu führen, das heißt vorne (bei drei Kettenblättern) auf dem mittleren Kettenblatt und hinten auf einem mittleren Ritzel. Befindet sich die Kette ständig außerhalb dieser mittleren Position, nimmt sie irgendwann Schaden.

- Für lebende Systeme jedoch ist ökonomisches Verhalten nicht besonders günstig. Langfristig bedeutet es hier zunehmende Verschlechterung, also Verkürzung der Lebensdauer. Organismen streben zwar auch nach Ökonomie, nach Homöostase (Gleichgewicht der Körperfunktionen), sie benötigen aber die Schwankung, um immer wieder dorthin zurückkommen zu können.

Die Muskeln nicht überfordern

Ein wichtiger Hinweis: Diese Art des Treppengehens ist sehr anstrengend, und Sie werden feststellen, dass Sie auf diese Weise kaum mehr als 20 bis 30 Stufen am Stück hochsteigen können, wenn Sie die Bewegung wirklich im Sprunggelenk beginnen. Es spielt auch eine große Rolle, wie sehr Sie zwischen den einzelnen Schritten immer wieder neu beschleunigen müssen. Kommen Sie nämlich ins Stocken und müssen auf der Treppe quasi von vorn beginnen, wird das Treppensteigen noch mühsamer. Aber das ist gut so.

Allerdings sollten Sie langsam beginnen und nach einer Bewegungseinheit in der neuen Treppengeh-Technik mindestens einen Tag Pause einlegen. Während dieser Zeit laufen Sie die Treppen wieder wie gewöhnlich hoch. Denn die beanspruchte Muskulatur, die den Fuß im Sprunggelenk beugt und auf der Hinterseite des Unter- und Oberschenkels ihren Ursprung hat, wird im Alltag kaum gefordert und ist am Anfang entsprechend schwach ausgeprägt.

Das Gehen als wertvolle Medizin nutzen

Gehen gehört zu einer der Bewegungsaktivitäten, die Sie häufig und regelmäßig ausüben – selbst wenn Sie grundsätzlich inaktiv und träge sind. Allein durch die Übung, die Sie im Laufe der Jahre im Gehen bekommen haben, sind Sie zu einem Geh-Experten geworden. Für das Gehen gilt Ähnliches wie für das Treppensteigen (siehe Seite 20): Sie haben es so perfektioniert, dass Sie mit minimalem Arbeitsaufwand die maximale Strecke herausholen. Das ist im Grunde genommen ein Erfolg, denn ein ökonomischer, automatisierter Gang ist wichtig, um die Aufmerksamkeit auf andere Bereiche lenken zu können und zum Beispiel nicht überfahren zu werden. Die Gehprogramme vieler Menschen entsprechen allerdings oft nicht der optimalen Funktion ihres Bewegungsapparats. Sie sind durch andere Komponenten bestimmt, die sich nicht immer genau einordnen lassen und sehr vielseitig sein können. Einen entscheidenden Anteil daran hat die Mode. High Heels mit Pfennig-absätzen beispielsweise verursachen auf Dauer Wirbelsäulenschäden. Aber auch zu eng sitzende Jeans können Wirbelsäulenproblematiken verstärken.

Gehen bedeutet Gesundheit

Die Umstände, unter denen Kinder heutzutage aufwachsen, tragen ebenfalls in erheblichem Maß dazu bei, dass das richtige, gesunde Gehen immer seltener gelingt. Für den Nachwuchs gibt es kaum eine Notwendigkeit zu gehen, und das Vorbild, das viele Erwachsene liefern, ist ziemlich zweifelhaft.

Schon der Grieche Hippokrates (um 460 v. Chr.), der berühmteste Arzt des Altertums, sagte: »Gehen ist die beste Medizin.« Es sollte also unbedingt stärker ins Zentrum Ihrer Aufmerksamkeit rücken, wenn Sie von seinen vielen Vorteilen profitieren wollen. Denn Gehen ist Bewegung, und Bewegung bedeutet gesundes Leben. Eine besondere Form ist das Gehen über mehrere Stunden, das Wandern mit den herausragenden Werten der Naturerfahrung und des Abschaltens vom Alltag.

Unser Bewegungs-Tipp: Sie sind so fit wie Ihre Füße

■ Schon nach drei Minuten Kopfstand wissen Sie, welch schwere Last Ihre Füße den ganzen Tag tragen müssen. Obwohl uns die Füße im Laufe des Lebens bis zu viermal um den Globus tragen, werden sie sehr vernachlässigt.

■ Durch das ständige Laufen auf Asphalt oder Pflaster, eingezwängt in Schuhe, verkümmern die Muskeln, und das Fußgewölbe verliert seinen Halt. Die Folge: Platt-, Spreiz- oder Hohlfüße und oft Schmerzen. Trainieren Sie daher Ihre Füße immer wieder, und laufen Sie viel barfuß. Gehen Sie auch auf unebenen Feld- oder Waldwegen – Ihren Gelenken und Ihrem Rücken zuliebe.

■ Drehen Sie morgens nach dem Aufstehen einige Barfuß-Runden im feuchten Gras, begießen Sie dann Füße und Unterschenkel mit kaltem Wasser, danach gut abtrocknen.

Zwischen zwei Polen pendeln

Gesundheit ist immer von einem gewissen Auf und Ab abhängig; ein dauerndes Dahinschippern in seichtem Fahrwasser bekommt ihr nicht. Ganz wichtig ist daher ein beständiger Wechsel, beispielsweise von Spannung und Entspannung, von Lärm und Stille, Aktivität und Innehalten.

Um die Gesundheit wiederherzustellen, zu fördern und zu bewahren, sollten Sie zwischen diesen beiden Polen hin- und herpendeln. Idealerweise findet das Pendeln bei den verschiedenen Bewegungsweisen möglichst gleichmäßig und rhythmisch sowie variabel und fließend statt. Dies ist kein Widerspruch, denn langfristig kann sich ein gesunder Rhythmus nur dann einstellen, wenn auf unterschiedliche äußere Anforderungen variabel reagiert wird.

Schwankungen sind erwünscht

Möglichst gleichmäßige Rhythmen zu erleben bedeutet konkret eine ständige Abwechslung anstrengender und erholsamer Phasen; Ruhe und Bewegung, Schlaf und Wachheit oder Kräftigung und Dehnung sollten sich also immer wieder gegenseitig ablösen. Ein starres Ziel macht auf Dauer krank.

Schwankungen sind in diesem Gesundheitsmodell vonnöten, um die Grenzen des Pendelausschlags nach beiden Seiten, zu beiden Polen, zu erweitern. Extreme Schwankungen dürfen zwar ab und zu toleriert werden, sollten aber nicht dauerhaft wiederkehren. Das gilt gleichermaßen für beide Pole. Ein solches Verständnis von Gesundheit wird durch eine ökonomische Auffassung ignoriert.

Glücklich durch Spaziergänge

Das ist nicht zu hoch gegriffen, denn Glück bedeutet Gesundheit, Fröhlichkeit, Naturverbundenheit sowie vor allem körperliches und seelisches Wohlgefühl. Die positiven Wirkungen des Gehens wie bessere Sauerstoffversorgung und verstärkte Durchblutung des Körpers, Stimmungsaufhellung durch vermehrte Ausschüttung von Glückshormonen sowie Förderung der Entspannung sind wissenschaftlich belegt.

> *Für's tägliche Glück 30 Minuten ganz bewusst einfach nur spazieren zu gehen ist keine große Angelegenheit.*

Solche Wirkungen ergeben sich allerdings nur, wenn Sie wirklich gehen, also nicht bummeln, schleichen oder sich so dahinschleppen und womöglich noch alle drei Minuten stehen bleiben und eine Pause einlegen. Auch wenn es anfangs etwas schwerfällt, weil man das Gehen verlernt hat, sollten Sie es üben und immer etwas weiter ausdehnen, bis Sie auf 30 Minuten oder vielleicht sogar mehr kommen.

Gehen Sie ganz bewusst

Sie brauchen nicht viel zu beachten, allerdings sollten Sie gute Laufschuhe benutzen. Entscheidend ist, wie Sie gehen: Versuchen Sie, bewusst zu gehen, das heißt, in Gedanken darauf zu achten, wie Sie mit der Ferse aufsetzen, über den ganzen Fuß abrollen und sich dann noch mit dem Ballen abdrücken (siehe Seite 58). Gehen Sie anfangs nur ein paar Minuten, dann immer länger. Auf einmal spüren Sie, wie dieses Gehen Ihren bisherigen Gang verändert. Es ist zugleich anstrengender und entspannender. Es ist federnder und rhythmischer. Es stärkt Ihre Füße und macht Ihre Beinvenen elastischer. Es trägt Ihren Körper und führt zu einem schwebenden Gefühl, das durch ein Mitschwingen der Arme verstärkt wird. Solch ein Spaziergang lässt Sie Körper, Seele und Geist als Ganzheit erleben, als tägliches Glück.

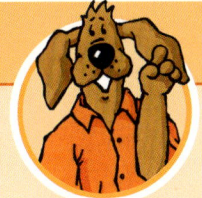

Balanced Fitness: Auf die richtige Mischung der einzelnen Trainingseinheiten kommt es an

Der Begriff meint eine ausgewogene, harmonische Ganzkörperfitness aus **Ausdauer, Kraft und Beweglichkeit/Koordination**, wobei keine der drei Komponenten zu kurz kommen darf. Die Trias der Balanced Fitness stärkt Ihre Seele und hebt Ihr Wohlbefinden. Sie besteht aus:

- der Herz-Kreislauf-Fitness (Vorsorge gegen Herzinfarkt und Schlaganfall),
- der Muskel-Fitness (Vorsorge gegen Rückenschmerzen und Osteoporose),
- der Gelenk-Fitness (Vorsorge gegen Gelenkverschleiß und Arthrose).

Balanced Fitness für Zeitgeplagte: Falls Sie unter Zeitdruck stehen oder nicht nacheinander ein Kraft- und Ausdauertraining durchführen möchten, sondern mit einer einzigen Gesundheitssportart alle drei Komponenten der Balanced Fitness trainieren wollen, entscheiden Sie sich am besten für eine der vier Ganzkörpersportarten Nordic Walking, Schwimmen, Skilanglauf oder Rudern. Auch durch ein Training auf einem Fitnessgerät, beispielsweise einem Crosstrainer mit der natürlichen Bewegungsform des Gehens unter Mitschwingen der Arme oder mit Pilates-Übungen erreichen Sie die Balanced Fitness.

Einseitige Bewegung auf Dauer ungesund: Wer beispielsweise immer nur seine Ausdauer übt, etwa joggt und jede Treppe nimmt, tut nichts für seine Wirbelsäulenmuskulatur und wundert sich später über Rückenschmerzen oder Gelenkarthrosen. Wer nur im Garten arbeitet, alle schweißtreibenden handwerklichen Tätigkeiten im Haus selbst ausführt oder regelmäßig Muskel- und Krafttraining betreibt, um starke Muskeln und einen schönen Körper zu haben, sorgt zu wenig für sein Herz-Kreislauf-System. Und wer nur seine tägliche Beweglichkeitsgymnastik absolviert, vernachlässigt die Ausdauer wie auch die Kraft.

Keine Übertreibungen, keine Unterforderungen: Wenn Sie auf eine regelmäßige Balanced Fitness achten, sich ausgewogen ernähren (siehe Seite 31) und sich immer wieder zwischendurch sinnvoll entspannen (siehe Seite 45), garantieren wir Ihnen ein aktiveres, leichteres und fröhlicheres Leben. Sie müssen nur anfangen und in den ersten Wochen durchhalten. Dann werden Sie diese goldene Lebens-Trias nie mehr missen wollen. Machen Sie nun den Test auf der nächsten Seite, und stellen Sie fest, zu welchem Bewegungstyp Sie gehören. Wenn Sie wollen, können Sie dann das dazugehörige Kapitel als ersten Einstieg in die Thematik lesen.

Check-up:
Welcher Bewegungstyp sind Sie?

Wir glauben, dass vier Bewegungstypen die große Mehrheit darstellen und jeweils ein unterschiedliches Verhältnis sowie einen unterschiedlichen Zugang zur Bewegung haben. Finden Sie heraus, zu welchem Typ Sie gehören. Entscheidend ist, wo Sie die meisten Fragen mit ja ankreuzen.

■ **Typ 1: Der Couchpotatoe und Bewegungsmuffel,** der spürt, dass ein wenig mehr Bewegung vor allem mit zunehmendem Alter gut wäre (siehe Seite 62 und 117).

■ **Typ 2: Der Genießer und Übergewichtige,** der sich zum Abnehmen und zur Figurverbesserung mehr bewegen möchte (siehe Seite 28 und 117).

■ **Typ 3: Der Gesundheitsbewusste und Heilung Suchende,** der sich mit Bewegung gesund und fit halten sowie vor Krankheiten schützen will (siehe Seite 90 und 117).

■ **Typ 4: Der Gestresste und Zeitgeplagte,** der nach Möglichkeiten sucht, sich durch Bewegung zu entspannen und im Gleichgewicht zu halten (siehe Seite 44 und 117).

Typ 1: Couchpotatoe und Bewegungsmuffel

Ich benutze lieber den Aufzug als die Treppe, für kurze Wege eher das Auto.
☐ ja ☐ nein

Körperliche Anstrengung fällt mir schwer, ich meide Wanderungen oder Fahrradausflüge.
☐ ja ☐ nein

Ich versuche immer wieder, mich mehr zu bewegen, gebe aber meist sehr schnell auf.
☐ ja ☐ nein

Bewegung macht mir einfach keinen Spaß, weil ich mich hinterher oft unwohl fühle.
☐ ja ☐ nein

Ich brauche Gesellschaft bei der Bewegung, damit ich durchhalte. ☐ ja ☐ nein

Mein Lebensrhythmus ist so unregelmäßig, dass ich kaum Zeit für Bewegung finde.
☐ ja ☐ nein

Gerade wenn man älter wird, spürt man, dass mehr Bewegung guttäte. ☐ ja ☐ nein

Typ 2: Genießer und Übergewichtiger

Ich genieße das Leben und möchte mich nicht mit Sport quälen. ☐ ja ☐ nein

Zum-Essen-Gehen gehört mit zu meinen Lieblingsbeschäftigungen. ☐ ja ☐ nein

Weil ich gut und gern esse, habe ich Probleme mit meiner Figur. ☐ ja ☐ nein

Durch zu gutes Essen habe ich Übergewicht, das ich leider nicht mehr in den Griff
bekomme.   □ ja □ nein

Ich möchte gerne abnehmen, weiß aber,
dass Diäten nicht helfen.   □ ja □ nein

Mehr Bewegung zum Abnehmen wäre über-
legenswert, jedoch bitte ohne Schinderei.
                            □ ja □ nein

Ich kann sportliche Bewegung nicht durchhalten.   □ ja □ nein

Typ 3: Gesundheitsbewusster und Heilung Suchender

Gesundheit ist für mich nicht alles, aber sie
bedeutet mir sehr viel.   □ ja □ nein

Die Gene sind für eine gute Gesundheit
wichtig, aber man muss diese auch pflegen.   □ ja □ nein

Ein wohlgeformter und gut geübter Körper
hat für mich einen hohen Stellenwert.
                            □ ja □ nein

Regelmäßige Bewegung finde ich für die
Gesundheit sehr wichtig.   □ ja □ nein

Ich achte auf eine gute Ernährung und viel
Entspannung.   □ ja □ nein

Regelmäßige Bewegung ist eine gute Vorsorge für eine stabile Gesundheit.
                            □ ja □ nein

Bewegung heilt viele körperliche Erkrankungen.   □ ja □ nein

Aufgrund der Einheit von Körper, Seele und
Geist ist Bewegung heilsam für die Psyche.
                            □ ja □ nein

Typ 4: Gestresster und Zeitgeplagter

Ich lasse mich leicht stressen, Hektik spielt
in meinem Leben eine große Rolle.
                            □ ja □ nein

In meinem Beruf arbeite ich meist unter
Druck und erlebe oft Stresssituationen.
                            □ ja □ nein

Privat habe ich wenig Hektik, dennoch
fühle ich mich manchmal gestresst.
                            □ ja □ nein

Mein Lebensrhythmus ist so unregelmäßig,
dass ich kaum Möglichkeiten zum Abschalten finde.   □ ja □ nein

Ich habe wenig Zeit für Freizeitbeschäf-
tigungen wie Ausgehen, Lesen, Sport und
Kultur.   □ ja □ nein

Entspannung halte ich für sehr wichtig für
einen seelischen Ausgleich zum hektischen
Leben.   □ ja □ nein

Ich würde gerne etwas zur Entspannung
machen, weiß aber nicht, was das Beste
für mich ist.   □ ja □ nein

Ich kann mir gut vorstellen, dass Bewegung ausgleichend und stressabbauend
wirkt.   □ ja □ nein

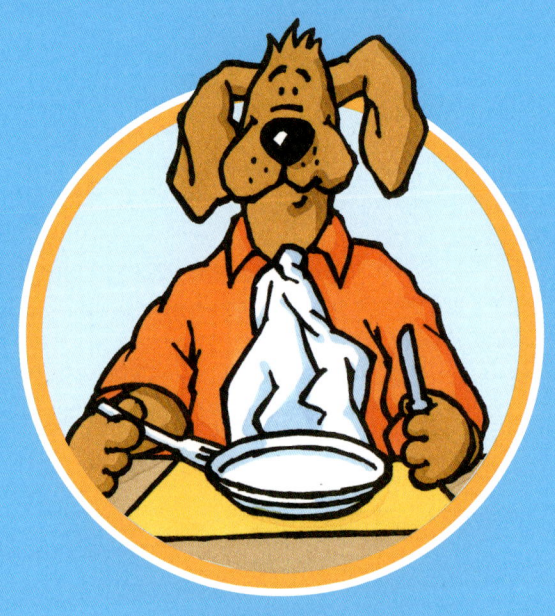

Bewegung
und Ernährung

Ein unschlagbares Doppel

Essen mit Genuss:
Fundament Ernährung

Wem es schmeckt, der fühlt sich wohl und dem geht es gut. Essen ist die Grundlage unseres Lebens und ein wahres Gesundheitselixier, vorausgesetzt, die Zutaten und die Menge stimmen. Ernährung wird sogar als Heilmittel eingesetzt, in der fernöstlichen Medizin schon seit Jahrtausenden.

Die Nahrung gewinnt immer mehr an Bedeutung

Auch im westeuropäischen Raum wird ein immer stärkeres Augenmerk auf gesunde Nahrungsmittel gelegt. Mit der Ernährungsmedizin ist daraus mittlerweile schon ein richtiges Fachgebiet entstanden. Wie sieht jedoch das Fundament Ernährung aus und worin liegt die Bedeutung von Nährstoffen für den Organismus?

Individueller Energiebedarf

Der Körper benötigt Energie in Form von Nahrung, um diese Aufgaben zu erfüllen:
- Erhaltung der Körperwärme, Förderung des Wachstums
- Aufrechterhaltung körperlicher Funktionen wie beispielsweise Wärmehaushalt, Verdauung, Muskeltätigkeit, Organfunktionen und Stoffwechsel
- Aufrechterhaltung geistiger Funktionen
- Wiederaufbau verloren gegangener Körperbestandteile wie Haut, Haare, Nägel

Der Energiebedarf ist dabei von Mensch zu Mensch und von Tag zu Tag unterschiedlich. Er setzt sich zusammen aus dem sogenannten Grundumsatz und dem Leistungsumsatz. Miteinander ergeben diese den Gesamtenergiebedarf.

Grundumsatz: im Ruhezustand

Der Grundumsatz wird auch als Ruhe-Nüchtern-Umsatz bezeichnet. Er entspricht der Energiemenge, die ein Mensch

Unser Ernährungs-Tipp: Gute Nahrung als Heilmittel einsetzen

- Essen Sie oft naturbelassene, biologisch angebaute Nahrungsmittel. Diese enthalten mehr Nährstoffe und schonen Ihren Organismus.

- Zelebrieren Sie wenigstens eine Mahlzeit am Tag in Ruhe, in behaglicher Atmosphäre. Nehmen Sie das Essen mit allen Sinnen wahr, und kauen Sie gut. Sie werden mit der Zeit spüren, wie Ihr Körper die aufgenommene Nahrung viel besser verwerten kann.

in 24 Stunden in völliger Ruhe zur Erhaltung der Körpertemperatur und für den Grundstoffwechsel, zu dem auch Herztätigkeit und Atmung gehören, benötigt.

Der Grundumsatz ist individuell unterschiedlich und stellt den größten Teil des Energieverbrauchs bei normaler körperlicher Belastung dar. Er wird vom Alter, von hormonellen Vorgängen, von Geschlecht, Größe und Gewicht, von Stress, Fieber, Medikamenten und dem Verhältnis der Muskelmasse zum Körperfett entscheidend beeinflusst. Im Durchschnitt liegt er bei einer Kilokalorie pro Kilogramm Körpergewicht pro Stunde.

Leistungsumsatz: bei Aktivität

Hinzu kommt der Leistungsumsatz, der sich aus dem Energieverbrauch für Alltag und Freizeit zusammensetzt. Auch die Höhe des Leistungsumsatzes ist von zahlreichen Faktoren abhängig:

- körperliche Aktivität bei Bewegung und Sport
- Energiebedarf in Wachstumsphasen bei Kindern und Jugendlichen
- Wärmeregulation bei unterschiedlichen Umgebungstemperaturen
- geistige Arbeit (geringer Verbrauch)

Der Leistungsumsatz schwankt je nach physischer Belastung. Körperliche Arbeit kann leicht sein, wie etwa bei Büroangestellten, aber sie nimmt manchmal auch höchste Belastungsformen an, was beispielsweise bei Waldarbeitern oder Stahlarbeitern der Fall ist. Bei Schwerstarbeitern sind tägliche Zuschläge von etwa 1600 Kilokalorien erforderlich, um den Gesamtenergiebedarf zu decken. Für Personen, die leichte körperliche Arbeit verrichten, liegt der durchschnittliche Gesamtenergiebedarf

bei 2000 bis 2500 Kilokalorien täglich. Ideal ist es, wenn Sie Ihre Energiezufuhr Ihrem Energiebedarf anpassen können.

Wir essen zu viel und obendrein falsch

Am sogenannten Body-Mass-Index (BMI) lässt sich ablesen, ob Sie Normal-, Über- oder Untergewicht haben. Ein Wert zwischen 20 und 25 entspricht dabei dem Normalgewicht, bei über 30 spricht man von Fettsucht (Adipositas), die mit einer verminderten Lebenserwartung einhergeht. Werte unter 20 gelten als untergewichtig.

Sie können Ihren BMI auf sehr einfache Weise berechnen: Körpergewicht (in kg) geteilt durch Körpergröße (in m²).

Mittlerweile ist die Hälfte aller Erwachsenen in Deutschland übergewichtig. Weltweit sind die Deutschen damit Spitzenreiter in der prozentualen Zunahme der Übergewichtigen. Dabei beobachtet man außerdem eine drastische Zunahme des Übergewichts bei Kindern und einen damit verbundenen Anstieg von Diabetes mellitus, Typ II (siehe Seite 106), der normalerweise nur im Erwachsenenalter auftritt.

Die wichtigsten Nährstoffe

Eine ausgewogene Ernährung sollte die Grundnährstoffe Eiweiß, Fett und Kohlenhydrate in angemessenem Verhältnis enthalten. Aufgrund jüngster wissenschaftlicher Erkenntnisse hat sich ein neues

Ernährungskonzept entwickelt. Es beugt den modernen Zivilisationskrankheiten vor, beispielsweise der koronaren Herzkrankheit und dem sogenannten metabolischen Syndrom, zu dem erhöhte Blutfettwerte, Bluthochdruck, erhöhter Blutzucker sowie Übergewicht gehören.

Kohlenhydrate als Grundlage

Sie bilden nach wie vor die Basis einer gesunden Ernährung. Kohlenhydrate stecken in Brot, Reis, Nudeln, aber auch in Obst und Gemüse. Sie sollten reichlich ver-

zehrt werden, jedoch mit einer Einschränkung: Wählen Sie möglichst naturbelassene Vollkornprodukte mit wenigen Zusatzstoffen. Biologisch angebaute Produkte sind in jedem Fall zu bevorzugen.

Es gibt auch gesunde Fette

Fette standen noch vor einigen Jahren fast gänzlich im Abseits. Dies gilt mittlerweile als überholt, vor allem bei Ölen mit ungesättigten Fettsäuren, zu denen auch die Omega-3-Fettsäuren gehören. In Kaltwasserfischen wie z. B. Matjeshering oder Makrele,

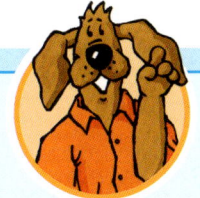

Hitliste der Lebensmittel, die Ihre Gesundheit schützen und häufig gegessen werden dürfen:

Fisch: Reichhaltigste Quelle für Omega-3-Fettsäuren, die das Herz schützen und für die Gehirnfunktionen benötigt werden.

Brokkoli: Laut Untersuchungen ein exzellenter Krebskiller.

Schokolade: Dunkle enthält viele Flavonoide; mit 25 Gramm täglich zeigen die sekundären Pflanzenstoffe Wirkungen wie Entzündungshemmung und verminderte Gerinnungsbereitschaft des Blutes.

Käse: Bitte möglichst fettarm! Gute Kalziumquelle zur Stärkung der Knochen.

Nüsse: Eine Handvoll täglich senkt das Risiko für Herz-Kreislauf-Erkrankungen und sättigt nachhaltig; Mandeln enthalten viel Magnesium.

Naturtrüber Apfelsaft: Pektine schützen den Darm vor Krebs und Entzündungen; enthält außerdem Vitamin C für die Körperabwehr.

Tomatenmark: Sekundäre Pflanzenstoffe (Lycopin) senken das Krebsrisiko – vor allem des Magen-Darm-Trakts und der Prostata.

die mindestens zweimal wöchentlich verzehrt werden sollten, finden sich hohe Anteile der essenziellen Fettsäuren, die nachweislich eine vorbeugende Wirkung auf die koronare Herzkrankheit haben.

Auch Lein-, Raps-, Soja- und Walnussöl enthalten Omega-3-Fettsäuren. Generell gilt, dass Sie nicht mehr als 80 Gramm Fett pro Tag zu sich nehmen sollten, sofern Sie keine Diät halten und normalgewichtig sind. Ein Esslöffel Butter oder Öl beispielsweise enthält zehn Gramm Fett. Vergessen Sie auch die versteckten Fette in Wurst, Käse oder Gebäck nicht! Fette sind also nicht generell schlecht, wie die oben angeführten Omega-3-Fettsäuren zeigen, es kommt aber auf die Qualität an.

Unser Experten-Tipp: Täglich mindestens anderthalb Liter trinken

- Eine weitere wichtige Säule ist die Flüssigkeitszufuhr. Sie sollten mindestens anderthalb Liter Flüssigkeit in Form von Wasser, Fruchtsaftschorle oder Kräutertee zu sich nehmen. Kaffee und schwarzer Tee sind nicht mit eingerechnet.

- Alkoholisches sollten Sie nur gelegentlich trinken und hierbei eher Rotwein bevorzugen, da dieser aufgrund des hohen Anteils an sekundären Pflanzenstoffen, den sogenannten Flavonoiden, eine positive Auswirkung auf die Blutfettwerte und auf Entzündungsvorgänge zeigt.

Jeden Tag fünfmal Obst und Gemüse essen

Obst und Gemüse bilden eine weitere wichtige Säule des überarbeiteten Ernährungskonzepts. Fünf Portionen täglich werden empfohlen, wobei auch frische Säfte als Vitaminquelle genutzt werden können. Dabei entspricht ein Glas mit 200 Millilitern einer Portion. Obst und Gemüse versorgen den Organismus mit reichlich Vitaminen, Mineralstoffen, Ballaststoffen und sekundären Pflanzenstoffen wie Flavonoiden und Carotinoiden. Sie haben sich als gute Vorbeugung gegen Herz-Kreislauf-Erkrankungen erwiesen.

Kalziumlieferant Milch

Täglich sollten außerdem Milch und Milchprodukte wie Quark, Joghurt oder Kefir auf Ihrem Speiseplan stehen. Fleisch, Wurstwaren sowie Eier sollten Sie jedoch in Maßen – möglichst nicht öfter als zweimal in der Woche – verzehren. Milchprodukte sind eine wichtige Kalziumquelle, Fleisch ist wegen seines hohen Beitrags an Eisen und an den Vitaminen B_1, B_6 und B_{12} vorteilhaft. Achten Sie allerdings auf einen niedrigen Fettgehalt.

Mit Salz bitte eher sparsam umgehen, stattdessen besser frische Kräuter und Gewürze verwenden.

Süßigkeiten und Weißmehlprodukte wie Kuchen und Kekse sollten Sie nur selten essen. Vorsicht auch vor verstecktem Zucker, z.B. in Getränken. Wenn Sie Salz verwenden, dann am besten jodiertes Speisesalz – Ihrer Schilddrüse zuliebe.

Das Ticken der Uhr: Abnehmen im Biorhythmus

Wenn Sie sich nach Ihrer inneren Uhr richten, hat es Ihr Körper viel leichter. Die alte Weisheit, man solle morgens frühstücken wie ein König, zu Mittag essen wie ein Kaiser und zu Abend essen wie ein Bettler, ist immer noch aktuell. Der Spruch weist auf die »zirkadianen metabolischen« Rhythmen des Körpers hin.

Natürliche Körperabläufe bestimmen den Tag

Was genau sind diese »zirkadianen metabolischen« Rhythmen eigentlich? Das Wort »zirkadian« ist zusammengesetzt aus dem lateinischen *circa* (ringsum) und *dies* (Tag), es bedeutet also »tagesrhythmisch«. Und der medizinische Ausdruck »metabolisch« heißt stoffwechselbedingt. Gemeint sind die natürlichen inneren Rhythmen, die unser Körper täglich durchlebt.

Leistungshoch am Vormittag

Nach der Nachtruhe, ab etwa fünf Uhr morgens, beginnt der Organismus dann, den Stoffwechsel langsam wieder auf Touren zu bringen. Die Cortisolausschüttung aus der Nebennierenrinde wird angekurbelt und damit auch die körpereigene Fettverbrennung.
Etwa zwischen 9.00 und 11.30 Uhr vormittags sind wir am leistungsfähigsten. Diese Zeit ist gut für einen Waldlauf oder ausgleichende Gymnastik. Um die Mittagszeit erreichen wir ein Zwischentief, der Körper schaltet auf Nahrungsaufnahme und Pause

um, die wir ihm auch gönnen sollten. In der heutigen Hektik wird aus Zeitnot leider oft der Fehler begangen, mittags nur ein belegtes Brötchen oder einen Joghurt zu verzehren und die Hauptmahlzeit auf den Abend zu verlegen. Während der Mittagszeit ist aber die Verdauungskraft am stärksten. Daher sollte der Mittag auch dazu genutzt werden, um dem Körper Stoffwechselvorgänge und Fettverbrennung zu erleichtern.

Mittags unbedingt pausieren

Planen Sie immer eine Mittagspause ein, auch wenn Ihr Alltag noch so stressig erscheint. Essen Sie möglichst warm, achten Sie dabei auf einen hohen Kohlenhydratanteil und wenig gesättigte Fette wie z.B. Bratensoßen, Pommes frites oder Ähnliches. Bevorzugen Sie dagegen viel Gemüse und Salate.

Nehmen Sie sich Zeit zum Essen, und bleiben Sie danach noch eine Weile sitzen, um dem Organismus die nötige Verdauungsruhe zu gönnen. Auch wenn Sie bisher nicht nach diesem Konzept gelebt haben, wird Ihr Körper es Ihnen bald mit purzelnden Pfunden danken. Denn die Hauptmahlzeit am Abend, die Sie bisher nach einem arbeitsreichen Tag vielleicht sogar oft ausgehungert zu sich genommen haben, kann nun deutlich kleiner und kalorienärmer ausfallen.

Gesunde Snacks zwischendurch

Wichtig für den inneren Rhythmus ist auch, dass Sie sowohl am Vormittag als auch am Nachmittag auf kleine Zwischenmahlzeiten in Form von Obst, Rohkost oder Vollkornprodukten achten, damit Sie mittags oder abends nicht mit einem »Loch im Magen« am Tisch sitzen und sich womöglich zu viel auf den Teller laden.

Zwischendurch etwas Gesundes zu essen ist durchaus erlaubt, denn so vermeiden Sie den gefürchteten Heißhunger.

Die Bauchspeicheldrüse benötigt eine kontinuierliche Substratzufuhr und kann ihre Insulinausschüttung viel besser an häufige kleine Mahlzeiten anpassen als an wenige große. Diese nämlich kommen dem Einbau von Depotfetten – das sind Speicherfette, die sich gerne als Speckröllchen an Bauch und Beinen zeigen – zugute.

Abends wenig Fett genießen

Die letzte Mahlzeit des Tages sollte möglichst nicht nach 19 Uhr stattfinden. Achten Sie hierbei wiederum auf fettarme, kohlenhydratreiche Kost. Eine kleine Portion Reis mit gedünstetem Gemüse ist beispielsweise ideal. Rohkost verursacht Blähungen, was gerade nachts nicht angenehm ist. Vollkornprodukte sind auch am Abend angesagt, wobei das klassische Brot mit Wurst oder Käse weniger empfehlenswert ist, denn hier tummeln sich wieder viele versteckte Fette, die auf Dauer das Abnehmen erschweren.

Die Regeln und Rhythmen des Körpers richtig nutzen

Was man im Volksmund mit der »inneren Uhr« bezeichnet, ist mittlerweile ein ganzer Wissenschaftszweig geworden, der sich mit den rhythmischen Abläufen des Körpers beschäftigt, die sogenannte »Chronobiologie« (griechisch *chronos* heißt Zeit). Es hat sich gezeigt, dass fast alle Abläufe des Organismus eigenen Rhythmen und Regeln unterliegen, die – richtig genutzt – unser Wohlbefinden und unsere Gesundheit entscheidend beeinflussen können. Ob Atmung, Herztätigkeit, Verdauung,

Ausschüttung von Sexualhormonen oder auch Erneuerungsprozesse von Haut und Schleimhäuten, sie alle unterliegen einer bestimmten autonomen Rhythmik, die wir heutzutage leider kaum noch beachten. Wir wollen alles nach unserem eigenen Plan regeln, was jedoch auf Dauer unsere Gesundheit belastet.

Das Herz-Kreislauf-Regelwerk

Am Beispiel des Herz-Kreislauf-Systems lässt sich das körpereigene Regelwerk ganz besonders gut verdeutlichen. Nicht umsonst werden Herz, Kreislauf und Lunge von alternativmedizinischen Richtungen wie etwa der anthroposophischen Medizin als »Rhythmisches System« bezeichnet.

Der Blutdruck beispielsweise unterliegt bestimmten Gesetzmäßigkeiten: Er beginnt, in den frühen Morgenstunden zu steigen, fällt dann zum Nachmittag hin etwas ab und erhöht sich gegen Abend wieder leicht. In der Nacht, besonders während der Tiefschlafphasen, geht der Blutdruck deutlich zurück (Nachtsenke). Das Risiko für Herzinfarkt und Schlaganfall ist mit dem Anstieg des Werts in den Morgenstunden daher deutlich erhöht.

An- und Entspannung im Alltag

Am Beispiel des Blutdrucks wird deutlich, wie wichtig die Erforschung dieser inneren Uhr ist, nicht nur für kranke Menschen, sondern für alle. Denn die Chronobiologie liefert auch wichtige Erkenntnisse über die Steuerung von Ruhe- und Aktivitätsphasen, die sich im Alltag zu einer wertvollen Hilfe für ein ausgeglicheneres Leben umsetzen lassen.

Achten Sie einmal darauf, wann Ihr Körper ein Bedürfnis nach Ruhe signalisiert, z. B. nach dem Mittagessen oder am frühen Abend. Dies ist individuell verschieden. Es ist sehr sinnvoll, dass Sie Ihren Tagesablauf auch auf Ihre inneren Rhythmen abstimmen. So bleiben Sie auf Dauer gesund. Selbst wenn Sie einen stressigen, mit viel Zeitdruck verbundenen Beruf ausüben, lassen sich immer wieder fünf oder zehn Minuten einbauen, in denen Sie eine Atemübung am Fenster durchführen oder in Ruhe eine Tasse Tee trinken können. Es ist sehr empfehlenswert, auf die innere Uhr zu hören, denn dann leben Sie im Einklang mit Ihrem Körper und fühlen sich wohler; Stoffwechselprozesse, Herz-Kreislauf-Tätigkeit, Atmung sowie Verdauung müssen nicht mehr so sehr von außen, beispielsweise durch Medikamente, beeinflusst werden.

Unser Gesundheits-Tipp: Leben Sie mehr im Einklang mit Ihrem Körper

- Auch das jahresrhythmische Phänomen der Winterdepression wird auf innere biologische Mechanismen zurückgeführt. Der Einfluss des Lichts auf die Stimmungslage ist erheblich.

- Im Frühjahr dann beschert uns die zunehmende Helligkeit wieder mehr Tatendrang, macht uns automatisch aktiver und verhilft zu besserer Laune, denn das Sonnenlicht verhindert den Abbau des Glückshormons Serotonin.

Das Prof.-Bloss-Fitprogramm:
für leichte Fälle

Wollen Sie lediglich ein bisschen Gewicht abbauen, können Sie schon mit kleinen Maßnahmen viel erreichen. Diese sollten Sie allerdings konsequent einhalten. Beherzigen Sie die folgenden vier Grundregeln, dann werden die Pfunde bald purzeln, ohne dass Sie viel Sport treiben oder hungern müssen.

Wenig Fett, viel Wasser:

Reduzieren Sie Ihren täglichen Fettkonsum auf 40 Gramm für Frauen und auf 60 Gramm für Männer. Trinken Sie viel Wasser! Zwei bis drei Liter täglich fördern die Verdauung und halten Organe, Haut und Geist frisch. Cola ist tabu, Säfte bitte nur verdünnt trinken, sie enthalten zu viel Zucker! Ein Liter Fruchtnektar beispielsweise birgt 200 Gramm versteckten Zucker. Vergrößern Sie Ihre Essensportionen mit Wasser. Das sättigt. Strecken Sie dickflüssigen Quark mit Mineralwasser oder verlängern Sie püriertes Gemüse zu einer schmackhaften Suppe. Neuere Studien zeigen, dass auch das Volumen der Speisen, nicht nur der Kaloriengehalt, satt macht. Kleinere Portionen auf dem Teller verhindern Essattacken.

Kalorien verbrennen:

Temperaturveränderungen veranlassen den Körper, verstärkt Energie und damit auch Fett zu verbrennen. Deshalb empfehlen wir, öfter einmal abwechselnd kalt und warm zu duschen und bei jedem Wetter, auch wenn es regnet oder schneit, an die frische Luft zu gehen. Walken oder joggen ist optimal. Lassen Sie Ihr Auto wenn möglich stehen, erledigen Sie kleine Besorgungen zu Fuß. Das schont Ihren Geldbeutel und hilft beim Abnehmen.

Sich schlank laufen:

Beginnen Sie zunächst mit lockerem Training, anfangs am besten zweimal pro Woche etwa 20 Minuten lang. Bewegung auf einem niedrigen Belastungsniveau ist besonders wichtig. Sie sollten sich beim Walken oder Joggen also noch mühelos unterhalten können. Idealerweise trainieren Sie mit rund 60 Prozent Ihrer maximalen Herzfrequenz, das entspricht etwa der Formel 180 minus Lebensalter. Mit einer Pulsuhr, beispielsweise von Polar, können Sie sicherstellen, dass Sie sich im für Sie optimalen Belastungsbereich bewegen.

Sich belohnen:

Natürlich dürfen Sie sich auch ab und zu etwas gönnen, was Sie beim Abnehmen motiviert. Das kann beispielsweise ein Eis in der Sonne oder eine leckere Gute-Nacht-Praline am Abend sein. Finden Sie heraus, was Ihnen guttut und Ihnen hilft, durchzuhalten. Absolute Verbote sind nicht empfehlenswert, sie fördern allenfalls Heißhungerattacken (siehe Seite 43).

EXTRA-TIPP:
Nicht gleich von null auf hundert

- **Fangen Sie langsam** mit dem Bewegen an und suchen Sie sich anfangs zwei Tage in der Woche aus, an denen Sie genügend Zeit dafür einbauen können.

- **Steigern Sie dann** nach etwa drei Wochen auf dreimal je 20 Minuten wöchentlich. So laufen Sie sich quasi erst mal warm und brechen nicht gleich wieder ab. Ihr Körper passt sich allmählich an den neuen Lebensstil an.

- **Nach etwa sechs Wochen** sollten Sie an drei Tagen jeweils 30 Minuten Zeit für Ihr Bewegungstraining einplanen und diese Termine dann auch durchhalten. Vielleicht fällt es Ihnen leichter, wenn Sie Freunde mit einbeziehen.

UNSER GUTER RAT:
Mentale Tipps und Tricks

Wichtig ist auch Ihre mentale Einstellung zum Abnehmvorhaben. Es wird anfangs darum gehen, den »inneren Schweinehund« zu besiegen, um überhaupt mit etwas mehr Bewegung und veränderter Ernährung zu beginnen. So schaffen Sie es leichter:

- **Definieren Sie Ihr Ziel bildlich;** malen Sie sich aus, wie es sein wird, wenn Sie

abgenommen haben, und wie Sie sich dann fühlen. Lassen Sie eine Vision von sich entstehen, die Ihnen hilft, das Abnehmen durchzuhalten.

- **Stecken Sie sich immer nur ein Ziel,** das Sie dann auch wirklich durchhalten. Dieses Ziel sollte gut erreichbar sein und Sie nicht gleich zu Beginn überfordern. Beispiel: »Ich schwimme zweimal in der Woche 25 Minuten.«

- **Fangen Sie klein an,** und steigern Sie sich dann langsam; z. B. zunächst zweimal pro Woche Bewegung, dann drei- bis viermal.

- **Machen Sie in der Anfangsphase keine Ausnahmen,** sonst schaffen Sie den Einstieg nicht.

- **Suchen Sie sich Verbündete,** spornen Sie Freunde an, das Bewegungsprogramm mitzumachen. Gemeinsam geht alles einfacher.

- **Berichten Sie anderen von Ihren Erfahrungen,** dann haben Sie kaum noch Chancen, sich selbst zu beschwindeln.

- **Freunden Sie sich mit Ihrem »inneren Schweinehund« an,** nehmen Sie ihn bei der Hand, denn wenn Sie ihn nicht einbinden, wird er womöglich zum Gegner.

> *Bauen Sie etwas mehr Bewegung als bisher in Ihr Leben ein, dann wird Ihr Ziel schnell näher rücken. Die Tabelle von Typ 3, »Gesundheitsbewusster und Heilung Suchender« (siehe Seite 121) hilft Ihnen weiter.*

Das Prof.-Bloss-Fitprogramm:
gegen viel zu viele Pfunde

Wenn Sie schon längere Zeit unter Übergewicht leiden und richtig abspecken wollen, sollten Sie dieses Vorhaben in jedem Fall mit Ihrem Hausarzt absprechen. Denn meistens bedarf es einer professionellen Beratung beim Ernährungsexperten, z. B. bei einer Diätassistentin oder einem Diätassistenten.

Untersuchung beim Arzt:

Bevor Sie sich ans Walken, Radeln oder Schwimmen machen, sollten Sie sich von Ihrem Hausarzt untersuchen lassen. Nach einem Belastungs-EKG (Elektrokardiogramm) und einer Blutentnahme kann er Ihnen sagen, wie sehr Ihr Herz-Kreislaufsystem beansprucht werden darf und wie Sie beim Abnehmen vorgehen sollten. Beginnen Sie nicht abrupt mit dem Bewegungsprogramm oder einer Radikaldiät. Vielleicht tut Ihnen auch eine Abnehmgruppe gut. Gemeinsam macht es mehr Spaß.

Bewegung:

Bei starkem Übergewicht und wenn Sie bereits unter gesundheitlichen Problemen leiden, müssen Sie unbedingt darauf achten, dass die Gewichtsreduktion dauerhaft und gut verträglich ist. Dies erreichen Sie durch regelmäßige Bewegung in Verbindung mit einer Ernährungsumstellung. Überlegen Sie sich, welche Bewegungsform Ihnen am meisten Spaß macht. Gehen Sie dabei spielerisch vor, probieren Sie Verschiedenes aus. Wichtig ist, dass Sie überhaupt etwas machen und wirklich aktiv werden, anstatt nur immer wieder neue gute Vorsätze zu fassen. Gehen Sie schwimmen, fahren Sie mit dem Rad in die Natur hinaus und spüren Sie hin, was Ihnen gut tut. Fangen Sie langsam an, alleine oder in einer Gruppe. Diese ist vor allem dann sinnvoll, wenn Sie bisher nicht viel mit Bewegung am Hut hatten und immer wieder zum Durchhalten motiviert werden müssen. Später können Sie dann alleine weitermachen.

Ernährung:

Radikalkuren sind schädlich und führen meist zum sogenannten Jo-Jo-Effekt (siehe Seite 42). Legen Sie sich also keine Verbote auf – und hungern Sie nicht. Entscheidend sind nicht einzelne Risikofaktoren in der Nahrung wie Fett oder Zucker, es kommt vielmehr auf die Kaloriendichte an. Von einem Vollkornbrot werden Sie nachhaltiger satt als von einem Weißbrot oder Cola. Den Kaloriengehalt von Fastfood und Süßigkeiten registriert der Körper nämlich wesentlich weniger als den von ballaststoffreicher Nahrung. Sie brauchen zwangsläufig immer mehr Süßes und Fettes, um satt zu werden.

EXTRA-TIPP:
Den richtigen Einstieg finden

- **Wer sich lange nicht bewegt hat** und stark übergewichtig ist, kann sich zunächst mental auf eine Lebensänderung einstellen.

- **Hadern Sie nicht ständig mit sich,** weil Sie immer wieder »schwach« geworden sind, sondern entscheiden Sie sich, ab jetzt liebevoll mit sich selbst umzugehen und nicht zu verzagen, wenn Sie einmal rückfällig werden.

- **Fangen Sie Ihr neues Lebenskonzept** an einem bestimmten Termin an, den Sie im Kalender eintragen. Falls Sie nicht gleichzeitig die Ernährung und die Bewegung umstellen können, beginnen Sie erst mit dem Training, danach verändern Sie Ihren Speiseplan. Sie werden merken, dass die vermehrte Bewegung auch dazu führt, dass Sie Ihren Körper bewusster wahrnehmen.

UNSER GUTER RAT:
Langsam abnehmen besser als Radikalkur

- **Eine meiner Patientinnen** – sie war gerade 40 geworden – arbeitete als Krankenschwester auf einer Intensivstation. Aufgrund des vielen Schichtdienstes hatte sie verlernt, richtig zu essen und Bewegungszeiten in ihr Leben einzubauen. Wenn sie von der Arbeit kam, aß sie viele Süßigkeiten, danach schlief sie. Mit der Zeit wurde sie immer dicker und war darüber mehr als unglücklich.

Sie probierte eine Diät nach der anderen aus. Und nach besonders stressigen Zeiten, in denen sie viel Zuckerhaltiges und Fleisch zu sich genommen hatte, machte sie eine Radikaldiät, in der Sie fast zwei Wochen lang nur von Obst und Wasser lebte. Danach fühlte sie sich jedes Mal ausgelaugt und schlapp. Die wenigen Pfunde, die sie verloren hatte, waren nach kurzer Zeit wieder angefuttert. Als sie dann noch an einer schweren Grippe erkrankte und lange arbeitsunfähig war, krempelte sie ihr Leben um: Sie hatte nämlich erkannt, dass radikale Diäten dazu führen, danach umso mehr zu essen. Ich hatte ihr erklärt, dass sich der Körper nur langsam an neue Ernährungsgewohnheiten anpassen kann, und sie änderte ihr Essverhalten: Es gab jetzt mehr Vollwertkost und weniger Zucker, stattdessen leckere Trockenfrüchte, außerdem weniger gesättigte Fettsäuren, also z. B. weniger Schweinefleisch. Sie nahm sich nun auch mehr Zeit zum Essen und legte im Alltag immer wieder kleine Ruhepausen ein. Zur Änderung ihres Lebenskonzepts gehörte auch, dass sie trotz des Schichtdienstes Bewegungseinheiten in ihren Alltag einplante. Im Dienstplan fand sie Lücken für Walking-Einheiten. Heute, nach einem Jahr, wiegt meine Patientin rund zehn Kilo weniger, sie ist viel seltener krank.

> *Fangen Sie langsam und nur nach ärztlicher Rücksprache an, aktiver zu werden. Beginnen Sie mit nichtsportlichen Bewegungsformen, die in der Tabelle auf Seite 118/119 (Typ 1, »Couchpotato«) aufgelistet sind.*

Das Prof.-Bloss-Fitprogramm:
bei Essstörungen

Es gibt nicht nur viele Übergewichtige, sondern auch Menschen – häufig Jugendliche –, bei denen die Gedanken nur ums Essen kreisen, obwohl sie eigentlich normal- oder untergewichtig sind. Essstörungen zeigen sich in zwei Hauptformen, der Bulimie (Ess-Brech-Sucht) und der Anorexie (Magersucht).

Zum Hausarzt:

Wichtig für Betroffene und Angehörige ist, sich nicht zu isolieren, sondern sich dem Hausarzt und dann einem Psychotherapeuten anzuvertrauen. Eine begleitende Psychotherapie wird im individuellen Fall auch durch Medikamente unterstützt. Bei Essgestörten ist meist das sogenannte Körperschema verändert, das heißt, der eigentlich schon sehr schlanke Körper wird weiterhin als zu dick wahrgenommen, und alles dreht sich zwanghaft nur um das angebliche Übergewicht. Das krankhaft veränderte Essverhalten ist Ausdruck innerer Konflikte.

Heilmittel Bewegung:

Moderate Aktivität kann hier als Heilmittel genutzt werden. Bewegung hilft einerseits, psychische Anspannungen zu reduzieren, andererseits die Körperwahrnehmung zu schulen und den Körper als schön zu empfinden. Es entsteht langsam wieder ein natürliches Hungergefühl, das im Verlauf der Krankheit unterdrückt oder gar nicht mehr wahrgenommen wurde. Falls Sie unter einer Essstörungen leiden, sollten Sie vor der Aufnahme unseres Bewegungsprogramms mit Ihrem Hausarzt sprechen, um eine mögliche Überbelastung gleich zu Beginn zu vermeiden.

Den Körper spüren:

Wie können Sie als Betroffene durch sanftes, regelmäßiges Bewegungstraining Heilung erfahren? Wichtig ist, dass Sie kein Ziel mit dem Radeln oder Walken verbinden, und schon gar nicht joggen, um Gewicht abzubauen. Nein, Sie tun sich mit der körperlichen Ertüchtigung einfach nur etwas Gutes und finden so langsam den Weg zu Ihrem Körper und Ihrer Seele zurück. Natürlich können Sie Ihr Bewegungsprogramm begleitend zu einer Psychotherapie machen. Am besten setzen Sie sich das Ziel, ein Leben lang sanfte Bewegung als Heilmittel zu nutzen.

Die Seele streicheln:

Wählen Sie eine Bewegungsform, die Ihnen Freude macht. Erinnern Sie sich daran, was Sie als Kind gerne gemacht haben. Vielleicht wollten Sie tanzen, reiten, Rad fahren oder Ball spielen? Nehmen Sie sich jetzt selbst an die Hand, und führen Sie sich dorthin, wo Ihre Seele sich wohl fühlt. Beginnen Sie in kleinen Schritten, überfordern Sie sich nicht, und nehmen Sie sich anfangs an zwei Tagen in der Woche etwa 30 Minuten Zeit für Ihr Bewegungsprogramm. Wenn Sie merken, wie gut es Ihnen tut, können Sie auf dreimal in der Woche je 30 bis 40 Minuten steigern. Bewegung hilft, Stresshormone abzubauen, Grübeleien und Ängste besser in den Griff zu bekommen und sich selbst wieder mehr anzunehmen.

EXTRA-TIPP:
Bei sich ankommen

- **Menschen mit Essstörungen** haben oft verlernt, sich selbst bewusst wahr- und anzunehmen. Eine Bewegungsform in der Natur hilft, die Wahrnehmungsfähigkeit für die Umgebung und sich selbst wieder zu lernen.

- **Hören Sie beim Radfahren oder Walken** durch den Wald beispielsweise dem Gesang der Vögel zu, riechen Sie den Duft des Mooses und seien Sie mit allen Sinnen im Augenblick präsent. Das stoppt Grübeleien und schult die Wahrnehmung der äußeren Umgebung. Dies wiederum lässt Sie Ihr eigenes Inneres wieder spüren und bei sich ankommen.

UNSER GUTER RAT:
Lernen Sie, sich selbst zu coachen

- **Legen Sie sich ein Tagebuch zu,** bevor Sie mit dem Bewegungstraining anfangen. Notieren Sie dort zunächst, an welchen Tagen Sie eine Bewegungseinheit planen, und legen Sie ungefähr die Zeit dafür fest. Damit Sie in Ruhe und vollkommen ohne Hektik beginnen können, sollten Sie sich gerade anfangs etwa doppelt so viel Zeit nehmen, wie Sie eigentlich benötigen.

- **Bauen Sie Ängste ab,** indem Sie einen liebevollen inneren Dialog mit sich selbst führen. Das können Sie lernen, es erfordert allerdings etwas Geduld. Gehen Sie umsichtig mit sich um, reden Sie sich gut zu, beispielsweise »Du fühlst dich zwar heute schlapp und lustlos, aber stell dir vor, wie du nach dem Laufen im Wald frisch und voller schöner neuer Eindrücke nach Hause kommst und dir eine warme Dusche gönnst«. Sich selbst zu verurteilen oder mit Gewalt zur Bewegung zu zwingen, bringt Sie nicht weiter.

- **Seien Sie dankbar,** und verzeichnen Sie Ihre kleinen und größeren Erfolge. Notieren Sie abends in Ihrem Tagebuch alles, was Ihnen an diesem Tag gut gelungen ist. Halten Sie vor allem Ihre Bewegungserfolge schriftlich fest. So lernen Sie, wieder stolz auf sich zu sein. Mit der Zeit werden Sie es immer besser schaffen, die guten Momente und Phasen in Ihrem Leben wahrzunehmen und zu genießen.

❯ *Moderate körperliche Aktivität, die für den Typ »Couchpotato und Bewegungsmuffel« (siehe Seite 118/119) empfehlenswert ist, hilft Ihnen, Freude an der Bewegung zu finden und Ihren Körper neu zu entdecken.*

Das Prof.-Bloss-Fitprogramm:
für Diätgeplagte

Das größte Problem nahezu aller Abnehmmethoden ist der sogenannte Jo-Jo-Effekt. Wie bei dem bekannten Spielzeug, bei dem eine Rolle an einer Schnur hinauf und hinunter wandert, kommt es vom Beginn der ersten Diät an bei vielen Abspeckwilligen zu einem ständigen Auf und Ab des Gewichts.

Nicht mehr hungern:

Der Grund für die Gewichtsschwankungen ist, dass der Körper in Notzeiten auf Sparflamme schaltet. Er kommt mit weniger Nahrung aus, verbraucht aber auch weniger Energie. Mit einer Diät programmieren Sie Ihren Organismus auf »Hungersnot«. Essen Sie am Ende einer Kurzzeitdiät wieder normal, bekommt Ihr Körper, der noch auf Sparflamme läuft, zu viel Energie. Dieses Zuviel wird in Fett umgewandelt und gespeichert, das Gewicht steigt, bis sich der Stoffwechsel wieder umgestellt hat. Also muss gleich die nächste Diät her, ein Teufelskreis: Ihr Energiestoffwechsel gerät völlig durcheinander. Bei vielen sammeln sich so nach und nach noch mehr Pfunde an, als sie ursprünglich auf die Waage gebracht hatten. Setzen Sie daher der »Hungersnot« für immer ein Ende!

Ernährung umstellen:

Essen Sie generell mehr Vollkornprodukte, mehr ungesättigte Fettsäuren wie Lein-, Raps- und Olivenöl sowie weniger Weißmehlprodukte und Raffinadezucker. Von nun an sollten Sie mehr nach der »GSO-Regel« leben: Gemüse, Salat sowie Obst – und das möglichst fünfmal am Tag. Auf Ihrem Speiseplan sollten öfter Nudeln, Reis und Getreide stehen, am besten aus dem vollen Korn. Sie haben den Vorteil, dass sie viele Vitalstoffe enthalten, nahrhafter sind und länger satt machen. Ersetzen Sie Sahnesaucen durch fettarme Varianten wie Tomaten- und Gemüsesaucen. Fettarmes Fleisch und Fisch sollten ein- bis zweimal pro Woche auf Ihrem Speiseplan stehen. Seefisch ist eine reichhaltige Quelle für Omega-3-Fettsäuren, und Fleisch liefert Ihnen notwendige B-Vitamine sowie Eisen.

Zucker-und-Salz-Regel:

Von beidem weniger beeinflusst Blutdruck und Stoffwechsel. Erkennen Sie indirekten Zucker, in Getränken oder Fertiggerichten beispielsweise als Glukosesirup ausgewiesen. Ersetzen Sie Salz öfter durch frische Kräuter und Gewürze.

Runter vom Sofa:

Fangen Sie an, sich zu bewegen, seien Sie nicht länger ein Couchpotato! Zweimal pro

Woche sollten Sie schon aktiv werden. Auch hier gilt: Hauptsache, Sie haben Freude an der Bewegung. Machen Sie z. B. einen Wochenend-Schnupperkurs im afrikanischen Tanz mit oder nehmen Sie an einem Aquajogging-Kurs teil, wenn Sie sich gerne im Wasser tummeln. Es gibt unendlich viele Möglichkeiten.

EXTRA-TIPP:
Soforthilfe bei Heißhunger

- **Vorübung:** Schließen Sie für einen Moment die Augen, und atmen Sie tief ein und aus. Stellen Sie sich einen wundervollen Ort vor, an dem Sie schon einmal waren oder der nur in Ihrer Fantasie existiert. Verankern Sie dieses Bild innerlich, indem Sie mehrmals am Tag in Gedanken dorthin gehen und einige Zeit mit allen Sinnen dort verweilen.

- **Sofort-Trick:** Wenn eine Heißhunger-Attacke im Anmarsch ist, begeben Sie sich in Gedanken an Ihren schönen, sicheren Wohlfühl-Ort. So verknüpfen Sie das Hungergefühl mit etwas Positivem und nicht mehr mit der Qual, jetzt eigentlich nicht in den Kühlschrank greifen zu dürfen.

UNSER GUTER RAT:
Wie Sie Ihre neuen Essgewohnheiten beibehalten

- **Schritt 1:** Führen Sie ein Ernährungstagebuch, und lernen Sie dadurch Ihr momentanes Essverhalten kennen. Beziehen Sie auch den Partner, weitere Familienmitglieder und Freunde mit ein. Fragen Sie einmal nach, was diesen an Ihren Essgewohnheiten auffällt. Erkennen Sie, zu welcher Kategorie von Ess-Typ Sie gehören, z. B. Frustesser, Gewohnheitsesser oder vielleicht Esser aus Langeweile.

- **Schritt 2:** Handeln Sie! Jetzt knacken Sie die Nuss und lenken Ihr Essverhalten in eine für Sie günstigere Richtung. Dieser Schritt ist nicht leicht, aber Sie können es schaffen. Sie brauchen viel Geduld und eine gesunde Portion Beharrlichkeit. Halten Sie an dem eingeschlagenen Kurs fest. Ihre drei Säulen sind die veränderte Ernährung, mentale Tricks und Ihr neues Bewegungsprogramm. Sie können in dieser Zeit auch kleine Botschaften an sich selbst schreiben, die Sie z. B. an den Kühlschrank oder ins Bad hängen: »Du schaffst das!« oder »Box dich durch!«.

- **Schritt 3:** Sie sind fast am Ziel. Jetzt müssen Sie nur noch lernen, Ihren neuen Lebens- und Ernährungsstil beizubehalten. Auch dafür brauchen Sie Zeit und Geduld. Die Unterstützung von außen kann noch einmal wichtig sein. Erklären Sie Ihrem Partner, Ihren Kindern oder Freunden, was Sie gerade bewältigen und dass es Ihnen hilft, wenn Sie ermutigt und unterstützt werden.

> *Nutzen Sie jede Möglichkeit, um Energie zu verbrauchen, und orientieren Sie sich an der Bewegungstabelle auf Seite 121/122. (»Gesundheitsbewusster«) Nehmen Sie bitte immer die Treppen anstelle des Aufzugs.*

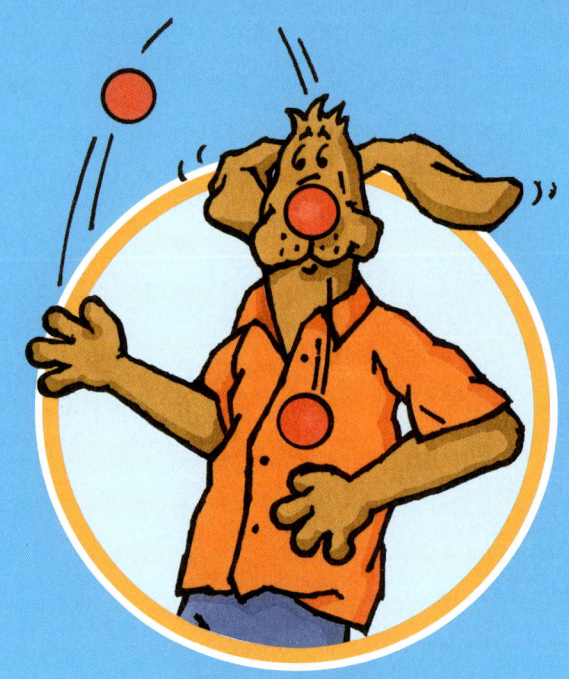

Mit geringem

Aufwand

effektiv relaxen

Für jeden erlernbar:
Entspannungstechniken

Fast jeder hat ihn, aber keiner will ihn – obwohl er auch positive Seiten haben kann: den Stress. Alltägliche Sorgen wie Ärger mit dem Chef oder Zeitdruck können auf Dauer krank machen. Negativ erlebter Stress schwächt den Organismus, daher sollten Sie ihm durch regelmäßige Entspannung entgegenwirken.

Die krank machenden Folgen von großem Stress

Wenn Hektik und Stress im Alltag überhandnehmen und lange andauern, wird nicht nur die Immunabwehr geschwächt. Auch Herz und Kreislauf, Nervensystem und Stoffwechsel reagieren mit ungünstigen Veränderungen auf ständige Anspannungen. Es kann beispielsweise zu Bluthochdruck und Herzrhythmusstörungen, zu Erschöpfungszuständen und Depressionen oder auch aufgrund des erhöhten Cortisolwertes im Blut zu einer Gewichtszunahme kommen. Es gilt also, möglichst nachhaltig und effektiv Stressfaktoren einzudämmen oder auszuschalten.

Stress spornt auch an

Stress hat jedoch nicht nur negative Seiten. Ein gesundes Maß an Anspannung und Anforderung im Alltag ist nötig, damit wir leistungsfähig und wach sind. Wir können besser auf Veränderungen reagieren, und Stress kann sogar helfen, einen Schritt weiterzukommen. Er ist die Würze unseres Lebens, wenn wir ihn positiv zu nutzen wissen. Er belebt, regt an und reißt uns aus der Routine des Alltags heraus.

Meistens aber geht diese positive Seite des Stressgeschehens im Wirbel des Alltags verloren. Unsere schnelllebige Zeit lässt

Unser Entspannungs-Tipp: Profitieren Sie von den Wirkungen des Yoga

- Dass Yoga wirklich einen positiven Effekt auf Ihre Gesundheit hat, ist wissenschaftlich belegt:

- Atemwege: Das Atemvolumen erhöht sich, sogar Asthmapatienten erfahren Besserung.

- Gelenke und Muskeln: Sie werden gestärkt, verkürzte Anteile gedehnt; auch Rückenbeschwerden werden deutlich gelindert.

- Immunsystem: Die Anfälligkeit für Krankheiten wird reduziert, denn die Ausgeglichenheit, zu der Sie durch Yoga und Meditation finden, macht widerstandsfähiger.

nur wenig Raum zum Krafttanken, Leistung und ununterbrochener Konkurrenzkampf stehen im Vordergrund. Damit wir aber trotzdem fröhlich, frei und gesund leben, ist ein beständiger Wechsel von An- und Entspannung nötig. Wie Sie wieder zu mehr innerer und äußerer Ruhe finden und lernen können, nach Anspannungsphasen Zeiten der Muße und Stille zu pflegen, lesen Sie jetzt. Wir stellen Ihnen mehrere Methoden vor, mit denen Sie dem täglichen Stress entgegewirken können.

Ganz fernöstlich: Yoga, Tai-Chi und Co.

Neben der indischen Heilkunst Ayurveda und dem chinesischen Taoismus ist Yoga eine der ältesten Wissenschaften, die sich mit dem Menschen in seiner Gesamtheit beschäftigt. Yoga hat seine Wurzeln in Indien und ist als Übungsweg seit mindestens 3500 Jahren überliefert. In der Tradition des Yoga ist eine sehr große und

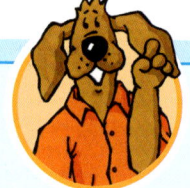

Die sechs größten Stressfaktoren – bitte so gut wie möglich vermeiden.

Zeitdruck: Der ständige Blick auf die Uhr vermittelt ein Gefühl von Fremdbestimmung und Kontrollverlust.

Streit: Böse Worte verletzen das Selbstwertgefühl; Seele und Körper reagieren mit vermehrter Ausschüttung der Stresshormone Adrenalin und Cortisol.

Lärm: Eine Dauerbeschallung, vor allem auch nachts, verhindert, dass der Körper zur Ruhe kommt, ständige Anspannung ist vorprogrammiert.

Straßenverkehr: Ob als Pendler im Bus oder Selbstfahrer im Auto, rote Ampeln, Baustellen, Staus und Umleitungen sind lästige Zeiträuber. Puls und Blutdruck sind bei vielen auf dem Weg zur Arbeit deshalb meist überhöht.

Geldsorgen: Haus, Auto und/oder Waschmaschine auf Kredit? Finanzielle Probleme können zermürben.

Fremdsteuerung: Wer ständig das Gefühl hat, seine Lebensbedingungen nicht selber beeinflussen zu können, empfindet Stress. Hierunter fallen beispielsweise auch Sorgen um den Arbeitsplatz, um die eigene Gesundheit, um die der Kinder oder des Partners.

umfassende Menge an Wissen darüber angesammelt, wie Körper, Seele und Geist des Menschen strukturiert sind und wie man alle drei wieder miteinander in Einklang bringt.

Das bei uns im Westen am meisten verbreitete Yoga ist Hatha-Yoga. Es wird in vielen Zentren gelehrt und eignet sich sowohl für Einsteiger als auch für Fortgeschrittene sehr gut. Gearbeitet wird mit Körperhaltungen (Asanas), Atemtechniken (Pranayama) und Meditation. Die Asanas verhelfen dem Körper zu mehr Elastizität, Kraft und Vitalität; die Atemübungen wiederum schulen den Geist in Konzentration und Achtsamkeit. Sie führen zu tiefer innerer Ruhe und Distanz zum Alltagsgeschehen.

Yoga in der Gruppe lernen

Es ist vor allem am Anfang empfehlenswert, ein- bis zweimal wöchentlich einen Kurs zu besuchen oder regelmäßig mit anderen Erfahrenen zu üben. Das Erlernen der Asanas und des Pranayama in einer Gruppe bringt Spaß und motiviert zusätzlich. Kurse werden mittlerweile von fast allen Volkshochschulen und vielen Sportvereinen, aber auch privaten Yoga-Instituten angeboten.

Da Yoga eine körperbetonte Entspannungstechnik ist, verhilft es gerade kopfbetonten Menschen zu mehr Gelassenheit und innerer Ruhe. Um herauszufinden, ob Yoga etwas für Sie sein könnte, sollten Sie einmal eine Schnupperstunde besuchen oder einen Wochenend-Workshop ausprobieren (Adressen siehe Seite 125). So können Sie am besten beurteilen, ob Sie auch langfristig dabeibleiben und die Asanas regelmäßig üben wollen.

Fallbeispiel

Annette Behrens, 41 Jahre, Büroangestellte aus Karlsruhe

»Ich war gesundheitlich völlig angeschlagen, hatte ständig Kopfschmerzen und eine schlechte Verdauung. Ich war vollkommen gestresst und überfordert, konnte kaum mehr meinen Beruf ausüben«, berichtete die Mutter zweier Kinder vor rund einem Jahr. Auf Anraten ihres Mannes begann sie dann mit Yoga, obwohl sie meinte, dafür eigentlich keine Zeit erübrigen zu können.

Aber schon nach den ersten fünf Unterrichtsstunden in einer Yogaschule fühlte sie sich besser und vor allem ruhiger. Ihre Kopfschmerzen waren verschwunden, sie konnte abends schneller einschlafen und war dann am nächsten Tag gut ausgeruht. So wurden auch ihre beruflichen Leistungen wieder gut, so dass sie nun keine Angst mehr haben musste, ihren Arbeitsplatz zu verlieren.

Vor allem Annette Behrens Kinder Annika (8) und Jens (10) profitierten von der neuen Power ihrer Mutter. Nicht nur, dass sie begeistert zu Hause mit ihr Yoga übten, sondern ihre einst fast immer erschöpfte Mama war jetzt wieder voller Schwung und hatte nach der Arbeit mehr Zeit und Ruhe, um mit ihnen zu spielen oder ein wenig zu musizieren. Ein- bis zweimal täglich übt die Bürokauffrau auch weiterhin jeweils 20 Minuten lang die Asanas (Körperübungen) und Pranayama (Atemübungen). Sie sind inzwischen zu einem wichtigen Bestandteil ihres Lebens geworden, den sie auf keinen Fall mehr missen möchte.

Fließende Bewegungen: Tai-Chi

Tai-Chi ist, ebenso wie Yoga, eine eher körperbetonte Entspannungstechnik, die ursprünglich aus China kommt und aus einer jahrtausendealten Tradition stammt. Der Legende nach soll ein taoistischer Mönch den Kampf zwischen einer Schlange und einem Kranich beobachtet haben. Das elegante und geschickte Ausweichen der Schlange vor den Angriffen des Kranichs inspirierte den Mönch, diese Form der Bewegungskunst zu entwickeln.

Unser Entspannungs-Tipp: Lassen Sie alle Gedanken außen vor

- Wählen Sie für Ihre Entspannungstechnik immer eine bestimmte Tageszeit aus, zu der Sie ganz für sich sind und üben. Sorgen Sie dafür, dass Sie nicht gestört werden.

- Im Laufe der Zeit wird Ihr Entspannungsritual zu einem festen Bestandteil Ihres Alltags. Es hilft Ihnen, schwierige Phasen mit buddhistischer Gelassenheit zu überstehen. Haben Sie Geduld mit sich, und warten Sie nicht krampfhaft auf Fortschritte. Jede Entspannungstechnik ist gleichsam ein innerer Übungsweg, der auch Rückschläge beinhaltet, allmählich aber zu einem kostbaren Rückzugsort Ihres Lebens werden kann.

Tai-Chi besteht aus einer Folge weicher, fließender Bewegungen, die oft mit einem in Zeitlupe ausgeführten Tanz verglichen werden. Sie gehen ohne Unterbrechung ineinander über, egal ob man sich vorwärts oder rückwärts bewegt oder eine bestimmte Stellung einnimmt. Wichtig dabei ist ein gleichmäßiger Atemfluss.

Die Muskulatur wird im Laufe der Zeit entspannt, und die Gelenke werden beweglicher. Dies ist nötig, um den Energiefluss des Körpers, das sogenannte Chi, in Bewegung zu bringen. Muskelverspannungen werden gelöst, die Körperhaltung verbessert sich, Energieströme werden angeregt und in Balance gebracht.

So angenehm wirkt Tai-Chi

Die wunderbare Entspannungswirkung rührt vor allem von der Konzentration auf die langsame, bedächtige Ausführung der Bewegung her, die, verbunden mit einem erhöhten körperlichen Wohlbefinden, noch weit über das Training hinaus anhält. Tai-Chi ist bestens geeignet für alle Altersstufen. Auch Menschen mit chronischen Erkrankungen oder Beschwerden des Bewegungsapparats profitieren erheblich von den jahrtausendealten sanften Übungsfolgen, die sehr vielfältig sind und Körper sowie Seele umfassen. Sie sorgen für innere Ausgeglichenheit und mehr Gelassenheit allgemein, sie verbessern das Körpergefühl und den Gleichgewichtssinn. Wer Tai-Chi regelmäßig übt, erfährt außerdem eine Rhythmisierung von Atem und Herzschlag, eine Steigerung der körpereigenen Abwehrkräfte sowie eine Abnahme von Muskelverspannungen. Auch die positiven Wirkungen bei Bluthochdruck und anderen stressbedingten

Erkrankungen wie etwa Reizmagen, Schlafstörungen und Burn-out-Syndrom, müssen hier noch erwähnt werden. Entsprechende Kurse bieten zum Beispiel Volkshochschulen oder spezielle Zentren für traditionelle chinesische Medizin an. Später können Sie die Übungen dann auch alleine durchführen.

Im Jetzt leben: Meditation

Eine rein mentale Entspannungstechnik – im Gegensatz zu den bereits genannten körperlich orientierten Methoden – ist die Meditation. Jeder kann sie erlernen, unabhängig vom Alter oder Erfahrungsstand. Absoluten Anfängern empfehlen wir allerdings, in Sachen Entspannung zunächst mit einer Technik zu beginnen, die auch den Körper einbezieht, etwa mit der progressiven Muskelrelaxation (siehe Seite 54), Yoga (siehe Seite 46) oder Tai-Chi (siehe Seite 48).

> *In der Meditation lernen Sie, bewusst im Augenblick anzukommen; Sie können abschalten und die Gegenwart genießen.*

In fast allen Religionen und Traditionen, ob Buddhismus, Hinduismus, Christentum oder Islam, ist die Meditation als Kontemplationstechnik seit Urzeiten bekannt. Sie ist sozusagen so alt wie die Menschheit selbst. Wesentliches Ziel aller Meditationstechniken ist es, die Aufmerksamkeit auf das Hier und Jetzt zu lenken – eine in der heutigen Zeit schwer erscheinende Aufgabe. Die Zukunft und die Vergangenheit prägen einen Großteil der Gedanken des Alltags und verhindern ein bewusstes Wahrnehmen der Gegenwart.

Eine kleine Meditationsübung

Sie können überall meditieren, während eines Strandspaziergangs ebenso gut wie in einem Raum, in dem Sie die Intensität absoluter Stille in sich aufzunehmen vermögen. Die folgende Übung eignet sich sehr gut für den Einstieg und für jeden, der wissen will, was Meditation eigentlich ist: Sie brauchen keine bestimmte Körperhaltung einzunehmen, entspannen Sie einfach. Spazieren Sie in gleichmäßigem Tempo auf Ihrem Lieblingsweg, am besten in der freien Natur. Wenn Sie barfuß gehen, verbessert das Ihre Körperwahrnehmung. Meditation erfordert entspannte Aufmerksamkeit. Setzen Sie Ihre Schritte langsam und bewusst, achten Sie auf die Bewegung Ihrer Beine und den Kontakt Ihrer Füße mit dem Boden. Spüren Sie das Abrollen der Füße von den Fersen bis zu den Zehen. Spüren Sie den Weg unter sich genau. Wie fühlt er sich an? Ist er warm, kalt, moosig, bemerken Sie Gras oder Asphalt? Nehmen Sie alles aufmerksam wahr, und bleiben Sie mit Ihren Gedanken beim Gehen, auch wenn Sie anfangs immer wieder den Impuls haben, abzuschweifen. Das wird sich mit der Zeit legen.
Fangen Sie mit fünf Minuten an, und steigern Sie diese Übung im Laufe der Zeit auf 15 bis 20 Minuten. Wenn Sie die Gehmeditation täglich machen, werden Sie erstaunliche Fortschritte verzeichnen.

Durch innere Bilder entspannen

Was Sie soeben erfahren haben, ist die einfachste Möglichkeit, Meditation zu erlernen. Sie erfordert aber gleichzeitig viel Geduld und Übung. Es gibt noch zahlreiche weitere Meditationsformen, deren Übungspraxis unterschiedlich aussieht.

Für viele ist auch die Vorstellung sogenannter innerer Bilder hilfreich. Versetzen Sie sich dazu an einen schönen Ort, den Sie z.B. aus dem Urlaub kennen. Oder denken Sie sich ein Bild aus, das Sie visualisieren, etwa einen Sonnenuntergang am Meer, das stille Ufer eines Bergsees oder den warmen Sand eines weiten Meeresstrands.

Unser Meditations-Tipp: Die Aufmerksamkeit auf den Atem lenken

- Wenn Sie Ihre Meditationstechnik regelmäßig üben und gut beherrschen, können Sie in Zeiten großen Stresses immer wieder kurz innehalten und sich auf Ihren Atem oder Ihr inneres Bild konzentrieren. Dem Gehirn wird damit eine Verschnaufpause signalisiert, und danach kehren Sie mit mehr Gelassenheit wieder in Ihren Alltag zurück.

- Es ist empfehlenswert, gerade am Anfang die Aufmerksamkeit auf den Atem oder auf ein innerlich gesprochenes Wort, ein Mantra, zu richten. Bei der Konzentration auf den Atem spüren Sie immer wieder zum Atem hin; Sie nehmen das Ein- und Ausatmen sowie die Pause zwischen zwei Atemzügen aufmerksam wahr. Wollen Sie sich lieber auf ein Wort konzentrieren, dann wählen Sie eines, das Ihnen spontan einfällt und dessen Klang Sie beruhigt.

Finden Sie heraus, was zu Ihnen passt und bei welchem Bild Sie sich am wohlsten fühlen. Wichtig ist auch hier, dass Sie zum Üben möglichst immer die gleiche Tageszeit wählen, in der Sie ungestört sind.

Meditation können Sie in Kursen oder Wochenend-Workshops erlernen. Dies empfiehlt sich vor allem, wenn Sie Anfänger sind. Denn zu Beginn werden immer wieder Fragen zur Technik und zum Umgang mit Gedankenströmen auftauchen, bei denen Ihr/e Meditationslehrer/in dann weiterhelfen kann.

A la Hollywood: die Pilates-Methode

Madonna schwört darauf, Cindy Crawford auch. Pilates ist in den letzten Jahren in Deutschland immer populärer geworden, obwohl es dieses Beweglichkeits- und Entspannungstraining schon seit 1920 gibt. Es wurde von einem Deutschen, der in die USA auswanderte, erfunden.

Joseph Pilates entwickelte sein Ganzkörpertraining für Menschen jeden Alters. Es erfordert keine besonderen Voraussetzungen. Die Übungen enthalten Elemente aus der funktionellen Gymnastik, gepaart mit Teilübungen aus dem klassischen Yoga, aus Ballett und Stretching.

Kraft aus dem Powerhouse

Sehr viel Wert wird auf die Atmung gelegt, die alle Übungen begleitet. Eine besonders große Rolle bei Pilates spielt das sogenannte Powerhouse, eine Gruppe von Rumpfmuskeln, die funktionell zusammenhängen. Sie wird oft als »Kraftzentrum« bezeichnet. Bei der Arbeit mit dem Powerhouse geht es um das Kippen des Beckens nach hinten, so dass die Lendenwirbelsäule entlastet wird, gleichzeitig wird der Beckenboden angespannt und die Wirbelsäule aufgerichtet. Die Atmung fließt dabei ruhig weiter.

> *Üben Sie vielleicht einen sitzenden Beruf aus? Gerade in diesem Fall kann Pilates eine wunderbare Entspannung für Sie sein.*

Die Trainingsmethode nach Pilates eignet sich sehr gut, um erschlaffte Muskelpartien zu festigen. Vor allem die Muskulatur von Bauch und Rücken wird nachhaltig gekräftigt. Die Übungen an sich sind außerdem ein exzellentes Entspannungstraining. Die Konzentration auf Bewegungsabfolge und Atmung ermöglicht ein inneres Loslassen und bewusstes Wahrnehmen des eigenen Körpers. Verspannungen und vor allem Schmerzen im Bereich der Hals- und Lendenwirbelsäule werden langfristig gelindert oder sogar beseitigt.

Besserer Schlaf und mehr Ruhe

Die Effekte auf die Psyche sind bei regelmäßigem Üben ebenfalls sehr positiv. Viele Pilates-Anhänger berichten von einer höheren Schlafqualität, mehr innerer Ruhe und verbesserter Konzentration. Im Alltag ist eine stärkere Belastbarkeit spürbar. Sie lernen Pilates am besten unter fachkundiger Anleitung. Begleitend dazu gibt es hilfreiche Literatur (siehe Seite 125). Vielleicht können Sie sich zweimal in der Woche je 30 Minuten Zeit nehmen, um eine Übungsfolge durchzuführen?

Pilates ist auch für ältere Menschen sehr gut geeignet, da es leicht zu erlernen ist und Altersbeschwerden wie Osteoporose und andere Gelenkprobleme nachhaltig und langfristig lindert. Es ist also nie zu spät, damit anzufangen.

Traditionell: Gymnastik ohne Schwitzen

Wer am liebsten bei Altbewährtem bleibt, der kann es mit der guten alten Gymnastik probieren. Schon zu Turnvater Jahns Zeiten haben Menschen jeden Alters zu Musik oder auch ohne klangliche Begleitung die Schultern gekreist oder Kniebeugen gemacht und sich dadurch fit gehalten. Wir meinen hier nicht die Gymnastik, die der rhythmischen Sportgymnastik am Montagmorgen im Fernsehen ähnelt, uns geht es vielmehr um schlichte, einfach durchzuführende und wirkungsvolle Übungen für jeden.

Ganz individuelles Training

Wenn Sie noch nie Gymnastik gemacht haben oder unter Gelenkproblemen leiden, sollten Sie sehr langsam mit dem Üben anfangen und sich dafür eventuell in die Obhut einer Physiotherapeutin oder eines Physiotherapeuten begeben. Diese/r findet schnell heraus, welche Übungen im Einzelnen für Sie geeignet sind, indem er/sie Ihre Wirbelsäule und die großen Gelenke vor der Aufnahme des Trainings begutachtet. Volkshochschulen und Krankengymnastik-Praxen bieten außerdem Kurse an, die auf Ihre Bedürfnisse zugeschnitten sind.

Funktionelle Gymnastik eignet sich hervorragend, um den Körper fit zu halten und gleichzeitig Abstand vom Alltag zu bekommen, denn die Konzentration geht vom Kopf weg hin zum Körper. Grübeleien haben keinen Platz mehr. Mit der Zeit werden Sie außerdem ein noch besseres Gespür dafür entwickeln, was Ihnen guttut und was nicht.

Für Körper und Seele: autogenes Training

Das autogene Training (AT) wurde zu Beginn der 1930er Jahre von dem Berliner Nervenarzt Professor Johannes Heinrich Schultz (1884 – 1970) aus der Hypnose entwickelt. Dieser teilte es ursprünglich in

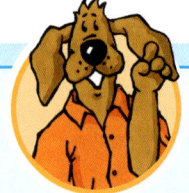

Ihr tägliches Gymnastikprogramm: So könnte es aussehen, und so wirkt es auf Ihren Körper

Nehmen Sie sich mindestens dreimal in der Woche etwa 20 Minuten Zeit. Sie dürfen dabei Ihre Lieblingsmusik hören, aber auch die Stille genießen.

Beginnen Sie mit einem sanften Warm-up, bevor Sie einzelne Muskelpartien dehnen und kräftigen: Sie können flott spazieren gehen, auf der Stelle laufen oder Trampolin springen. Wichtig ist, dass Sie sich mindestens fünf Minuten lang aufwärmen, denn sonst drohen Zerrung oder Muskelfaserriss.

Wählen Sie dann zum Üben am besten eine bequeme, weiche Matte; ein zu harter Untergrund kann nämlich Rückenschmerzen und Verspannungen verursachen. Dann legen Sie los: Trainieren Sie vor allem die Schulter- und Nackenpartie, die Bauch- und Rückenmuskulatur sowie die Beine. Führen Sie abwechselnd Dehn- und Kräftigungsübungen durch; jede Übung sollte etwa zehnmal wiederholt und jede Körperseite zweimal geübt werden.

Das bringt die klassische Gymnastik: Sie kräftigen zahlreiche Muskelbereiche, beseitigen muskuläre Dysbalancen und lindern Verspannungen. Sie reduzieren Ihr Osteoporoserisiko und wirken Rückenbeschwerden entgegen, vorausgesetzt, Sie achten auf rückengerechte Bewegungen. Zudem werden Sie sich im Alltag besser konzentrieren können und gelassener werden.

Übrigens: Wenn Sie sehr wenig Zeit haben, dann ist auch schon eine tägliche Morgen- und Abendgymnastik von jeweils zehn Minuten sehr effektiv.

zwei Phasen ein: Die Unterstufe, heute Grundstufe genannt, dient vor allem der Entspannung, der Vorbeugung von Krankheiten und der Linderung von Beschwerden. In der Oberstufe geht es um vertiefte Selbsterkenntnis und Charakterbildung. Vor allem das Training der Grundstufe ist weit verbreitet.

Das AT hilft bei der Stressbewältigung sowie gegen Schlafstörungen, es kommt zudem zur Prophylaxe und Therapie der Zeitkrankheit »Burn-out-Syndrom« zum Einsatz. Auch bei gravierenden seelischen Schwierigkeiten wie Depressionen oder Angststörungen kann es eine Psychotherapie wirkungsvoll unterstützen.

Viele positive Wirkungen

Körperliche Effekte des autogenen Trainings sind beispielsweise die Linderung von allgemeiner Verspannung, Nackenbeschwerden und Spannungskopfschmerzen. Auch ständig kalte Hände und Füße profitieren von den Formeln. Bei chronischen Erkrankungen wie etwa Asthma bronchiale kann das AT die Häufigkeit und die Schwere der Anfälle mildern, Schmerzpatienten erfahren Abstand zu ihrem Leiden und finden zu mehr innerer Ruhe. In verschiedenen Untersuchungen konnte gezeigt werden, dass Bluthochdruckpatienten bei regelmäßiger Anwendung des autogenen Trainings mit weniger Medikamenten auskommen.

Wie kann man das AT lernen?

Das autogene Training ist eine hervorragende Selbsthilfe- und Schnellentspannungsmethode, die Sie zunächst in einem Kurs erlernen sollten. Psychologen, Ärzte,

Krankenkassen und Volkshochschulen bieten einen entsprechenden Unterricht an. Vorsicht, wenn Sie an einer akuten psychischen Erkrankung leiden! In diesem Fall sollten Sie unbedingt vorher Ihren Hausarzt um Rat fragen.

Im Grundkurs lernen Sie sechs Übungsprogramme kennen, die Ihnen helfen, anhand einfacher, formelhafter Sätze loszulassen. Damit schaffen Sie sich Ihre eigenen Erholungsinseln im stressigen Alltagstrubel, denn Sie können die Formeln in Momenten der Hektik nutzen, um sich kurz auszuklinken und Kraft zu tanken. Sie spüren, wie Sie innerlich wieder zur Ruhe kommen und Ihnen der Alltagsstress nicht mehr so viel anhaben kann. Anfangs sollten Sie die Übungen, parallel zum Kurs, mindestens einmal am Tag zu einer bestimmten Tageszeit alleine durchführen. Die Gelassenheit, die Sie im autogenen Training lernen, macht sich dann auch bald in Ihrem täglichen Leben bemerkbar.

Fallbeispiel

Holger L., 55 Jahre, Abteilungsleiter bei einer Versicherung

Herr L., der beruflich wie auch privat unter Dauerstress stand, kam wegen Magenschmerzen und Schlafstörungen in meine Sprechstunde. Nachts griff er immer häufiger zu Beruhigungsmitteln oder Schlaftabletten. Nachdem abgeklärt war, dass diese Beschwerden keine organische Ursache hatten, empfahl ich ihm, einen Kurs für autogenes Training zu besuchen.

Holger L. hatte nun auch erkannt, dass er im Alltag Inseln der Ruhe braucht, um keinen Nervenzusammenbruch zu erleiden. Er musste sein

Leben ändern, ein anderes Zeitmanagement einüben und sich mehr Auszeiten nehmen. Im AT-Kurs lernte er, wie er sich in hektischen Momenten durch bestimmte Formeln schnell beruhigen kann. Noch immer nimmt er sich täglich 15 bis 20 Minuten Zeit für die Entspannungsübungen. Seine Beschwerden sind inzwischen weitgehend verschwunden, Holger kann nun gut schlafen und verspürt endlich wieder Lebensfreude.

Unser AT-Tipp: Die wichtigsten Formeln aus der Grundstufe

Diese Sätze, fünf- bis sechsmal wiederholt, helfen bei der Entspannung:

- Ruheformel: »Ich bin ganz ruhig.« Die Formel wird anfangs sechsmal, dann ein- bis sechsmal zwischen den anderen Formeln gedacht.

- Schwereformel: »Mein rechter (linker) Arm ist ganz schwer.« Später kommen die Beine dazu.

- Wärmeformel: »Mein rechter (linker) Arm ist warm.« Später kommen die Beine dazu.

- Atemformel: »Es atmet mich.« Oder: »Es atmet in mir.«

- Herzformel: »Mein Herz schlägt ganz ruhig und gleichmäßig.«

- Leibesformel: »Mein Sonnengeflecht (mein Bauch) ist strömend warm.«

- Stirnformel: »Meine Stirn ist angenehm kühl.«

Leicht durchzuführen: progressive Muskelrelaxation

Körperbetonter und damit gut geeignet für Dauergrübler, Kopflastige und Anfänger ist die progressive Muskelrelaxation (PMR) nach Jacobson. Der Arzt und Physiologe Edmund Jacobson (1885 – 1976) erfand diese effektive und leicht zu erlernende Entspannungstechnik im Jahr 1928. Er stellte fest, dass die Anspannung der Muskulatur häufig mit Unruhe, Angst und psychischer Spannung gekoppelt ist. Die Methode, die auf der bewussten An- und Entspannung verschiedener Muskelgruppen basiert, hinterlässt bei regelmäßigem Üben positive Wirkungen auf Körper und Seele.

Tiefer Entspannungseffekt

Zahlreiche Studien weisen eine Wirksamkeit bei Krankheitsbildern nach, bei denen Anspannung und Angst eine zentrale Rolle spielen, etwa bei Depressionen, Phobien oder Panikattacken. Auch Schmerzpatienten profitieren erheblich, denn Ziele der PMR sind eine frühzeitige Wahrnehmung von muskulären Spannungszuständen und deren aktive Verminderung. Durch die Anwendung der Methode sinken Muskeltonus, Herz- und Atemfrequenz sowie Blutdruck. Außerdem werden die Schultern, der Nacken und der Bereich der Lendenwirbelsäule gelockert. Sehr häufig profitieren Schlafgestörte, Migränepatienten oder Menschen mit Fibromyalgie von den Übungen.

So funktioniert die PMR

Bei der Jacobson'schen Methode werden nacheinander einzelne Muskelgruppen für etwa fünf bis zehn Sekunden angespannt und anschließend für 30 bis 40 Sekunden völlig locker gelassen. Dabei soll die/der Übende die Veränderungen beim Wechsel von der An- zur Entspannung genau wahrnehmen und lernen, ein Bewusstsein für Anspannungsmomente im Alltag zu bekommen. Wer durch regelmäßiges Üben der PMR gelernt hat, Anspannung im Körper besser zu spüren, kann ihr rascher und effektiver begegnen und sich damit kleine Ruheinseln im Alltag schaffen.

Anfangs benötigen Sie täglich eine halbe Stunde Zeit für die Übungen. Später erzielen Sie schneller einen Entspannungseffekt.

Auch die progressive Muskelrelaxation lernen Sie am besten in Kursen, die von Volkshochschulen, psychologischen Praxen oder Ärzten angeboten werden. Ergänzend gibt es zahlreiche Bücher und CDs für Fortgeschrittene.

Eine kleine PMR-Übung

Spüren Sie für einen Moment zu Ihren Schultern und Ihrem Nacken hin. Haben Sie sie hochgezogen, sind sie verspannt? Vielleicht nehmen Sie jetzt erst einmal noch nichts wahr. Bleiben Sie dennoch mit Ihrem Bewusstsein dort.

Ziehen Sie nun langsam die Schultern bis zu den Ohren hoch und bauen Sie im Nackenbereich Spannung auf. Halten Sie diese Spannung für etwa sieben Sekunden. Atmen Sie dabei ruhig ein und aus. Dann lassen Sie die Schultern abrupt fallen und bemerken die Lockerung der Muskulatur. Vielleicht können Sie jetzt wahrnehmen, dass Ihre Schultern nicht mehr (unbewusst) hochgezogen sind. Genießen Sie die bewusste Entspannung und Lockerung Ihres Nackens für etwa eine halbe Minute, seien Sie ganz präsent im Augenblick. Diese Übung eignet sich besonders für Menschen, die viel sitzen müssen und am Bildschirm arbeiten.

Unser PMR-Tipp: Entspannen Sie zwischendurch auch Ihre Augen

Sie sitzen aufrecht auf einem Stuhl oder liegen auf einer Matte:

- Schließen Sie die Augen; bewegen Sie die Augäpfel nach links, und zählen Sie dabei innerlich bis drei – dann wieder loslassen.

- Nun bewegen Sie die Augäpfel nach rechts und zählen innerlich bis drei – dann wieder loslassen.

- Ihr Atem fließt ganz ruhig und gleichmäßig – ein und aus.

- Jetzt blicken Sie nach unten und zählen innerlich bis drei – dann wieder loslassen.

- Nun schauen Sie nach oben und zählen innerlich bis drei – dann wieder loslassen. Schließlich dürfen Ihre Augen ausruhen ...

Das Prof.-Bloss-Fitprogramm:
für Zeitgeplagte

Wer es immer eilig hat, steht dauernd unter Strom. Das Phänomen, einfach keine Zeit zu haben, nimmt mehr und mehr zu. Dem sollten Sie entgegenwirken und im Alltag öfter kleine Ruhephasen einbauen. Lernen Sie, erhöhte Anspannung im Körper wahrzunehmen und im richtigen Moment innezuhalten.

Lebenstempo drosseln:

Immer wieder eine Pause zu machen, gerade dann, wenn die augenblickliche Tätigkeit sehr spannend ist, fällt vielen Menschen schwer. Es erfordert einiges an Übung, ist jedoch unerlässlich gerade für diejenigen, die nicht vor lauter Hektik den Überblick verlieren und auf Dauer krank werden wollen.
Ein bekanntes Sprichwort sagt: »In der Ruhe liegt die Kraft.« Falls auch Sie zu den Menschen gehören, die nie genügend Zeit zur Verfügung haben, sollte es Ihr Ziel sein, langfristig das schnelle Lebenstempo zu drosseln und zu mehr innerer Einkehr zu finden.

Atemübung:

Für den Einstieg und in akuten Stresssituationen hilft eine Atemübung, die ihren Ursprung im japanischen Zen hat. Sie kann schnell und ohne Vorbereitung jederzeit angewandt werden:
Egal, wo Sie sich gerade befinden, ob Sie sitzen oder stehen, konzentrieren Sie sich auf Ihre Atmung, und zählen Sie einatmend langsam bis drei oder vier, Geübte bis fünf oder länger. Nun halten Sie die Luft an und zählen dabei wieder bis drei oder länger. Die tiefe Ausatmung darf dann sogar noch ein bisschen länger sein als die Einatmung. Machen Sie die Zählübung mindestens zwei Minuten lang, Sie werden über den positiven Effekt erstaunt sein! Vor allem in stressigen Zeiten führen Sie sie möglichst mehrmals am Tag durch; auch abends vor dem Einschlafen eignet sie sich bestens, um zur Ruhe zu kommen und alles loszulassen.

Beruhigende Bilder:

Versuchen Sie, sich neben dem Üben klarzumachen, dass ständige Eile, große Hektik und Unachtsamkeit zu nichts führen. Nehmen Sie sich sozusagen selbst bei der Hand und ermahnen Sie sich immer wieder zur Ruhe, wenn die Wellen über Ihnen zusammenschlagen. Als kleine Hilfe können Sie an Ihrem Arbeitsplatz, im Auto oder an den Orten, an denen Sie von besonders viel Stress umgeben sind, Postkarten oder Bilder von beruhigenden, inspirierenden Landschaften anbringen. Diese fordern Sie immer wieder zum Innehalten und Durchatmen auf.

Extra-Tipp:
Energie tanken

■ **Alte Irrtümer aufdecken:** Wenn ich jetzt bis sechs Uhr durcharbeite, kann ich das Abendessen mit meiner Familie so richtig genießen. Das ist leider ein Trugschluss! Erwiesen ist, dass die Konzentrationsfähigkeit nach einer Stunde um die Hälfte nachlässt. Also besser immer wieder Pausen machen!

■ **Rechtzeitig pausieren:** Halten Sie schon bevor Sie müde werden ein wenig inne; am besten allerdings ist es, mindestens jede Stunde eine etwa fünf- bis zehnminütige Pause zu machen und die Batterie wieder aufzuladen.

■ **Hilfreich können sein:** Eine Atemübung am Fenster, der Lieblingstee, den Sie in aller Ruhe trinken, ein Aromaöl, das Sie sich langsam in die Schläfen reiben, ein Cappuccino mit Milchschaum, den Sie genüsslich trinken, oder ein paar Dehnübungen für Nacken und Schultern.

UNSER GUTER RAT:
Es muss nicht immer alles
im Leben perfekt sein

■ **»Wenn ich** schlanker, reicher, klüger, schöner oder belastbarer wäre, dann wäre ich auch glücklicher.« Ein Wunschtraum, der viele krank, unzufrieden und unglücklich macht. Dieses Streben nach dem Anders-Sein bindet Energie, anstatt Kraft zu geben. Wir wollen Sie deshalb zu einer gelassenen Unvollkommenheit ermuntern.

■ **Das Leben hat Fehler und Macken.** Nur wer diese annehmen und in sein Dasein integrieren kann – was wahrscheinlich ein lebenslanger Lernprozess ist – lebt richtig zufrieden. Ihr Credo sollte lauten: Ich lege mir und anderen keine Verbote auf, und ich erlaube mir und anderen, Fehler zu machen. »Entperfektionieren« heißt, den Mut zur Lücke und auch zur Improvisation haben.

■ **Erledigen Sie Ihre Arbeit,** setzen Sie sich für Ihre Familie und andere Menschen ein und gehen Sie Ihrem Hobby nach. Lassen Sie sich aber bei allem von diesem Gedanken leiten: »So gut wie nötig. Nicht besser.«

■ **Streichen Sie vor allem diesen Satz:** »Wenn ich nicht alles vollkommen richtig mache, bin ich ein Versager.« Denn Fehler machen uns menschlich, sie bieten uns die Chance, es beim nächsten Mal besser zu machen. Auf dem Weg zur gelassenen Unvollkommenheit empfehlen wir Ihnen daher, dass Sie Ihre Schwächen akzeptieren. Üben Sie beispielsweise solche Sätze ein: »Ich stehe zu meinen Fehlern!« Stellen Sie sich dabei vor den Spiegel, und strahlen Sie sich an. Nehmen Sie Ihr unvollkommenes Ich an. Mit der Zeit werden Sie spüren, wie eine bis dahin nie gekannte Gelassenheit in Ihr Leben einkehrt.

> » *Wenn Sie ständig unter Strom stehen, sollten Sie sich an der Bewegungstabelle auf Seite 122/123 (Typ 4) orientieren. Nehmen Sie sich trotz des Stresses ab und zu Zeit zum Walking oder Radfahren.*

Das Prof.-Bloss-Fitprogramm:
für Gestresste

Wer ist in der heutigen schnelllebigen Zeit nicht gestresst? Wohl kaum jemand. Und wie begegnen Sie der täglichen Hektik effektiv und nachhaltig? Oft helfen schon kleine Tipps und Tricks, mit denen Sie Stressfallen sehr erfolgreich umgehen können. Welche das sind, verraten wir Ihnen jetzt.

Veränderung:

Wenn Sie langfristig mit Stress fertig werden wollen, müssen Sie entweder Ihre Lebensbedingungen verändern oder sich selbst. Was für Sie möglich ist, können nur Sie selbst entscheiden. Holen Sie sich professionelle Hilfe von einem Psychologen oder einem Psychotherapeuten, falls Sie in diesem Punkt alleine nicht weiterkommen. Wenn Ihr Stress so unerträglich geworden ist und schon so lange besteht, dass sich bereits gesundheitliche Folgen wie Schlafstörungen über einen längeren Zeitraum, depressive Verstimmungen, Ängste, Kreislaufbeschwerden oder ständige Schmerzen und Verspannungen im Rückenbereich zeigen, sollten Sie Ihren Hausarzt und dann einen Psychotherapeuten aufsuchen, um Auslöser und Ursachen der Stresskrankheiten zu erkennen und möglichst gut in den Griff zu bekommen.

Bewusstes Gehen:

Um Ihre Gedanken und Ihren Körper zur Ruhe zu bringen, können Sie einmal am Tag ganz bewusst eine Strecke gehen. Suchen Sie sich ein Gebiet in der Natur aus, wo Sie sich gerne aufhalten. Nehmen Sie sich etwa 20 Minuten Zeit, und gehen Sie dort auf einem Weg ganz bewusst. Setzen Sie einen Fuß vor den anderen, spüren Sie das Abrollen Ihrer Füße und bleiben Sie mit Ihren Gedanken beim Gehen.

Anfangs ist es vielleicht schwer, nicht abzuschweifen. Kehren Sie innerlich immer wieder zu Ihrer Strecke zurück. Nehmen Sie nach einer Weile Ihre Atmung hinzu: Zählen Sie z. B. drei Schritte fürs Einatmen, wieder drei fürs Ausatmen, gehen Sie zwei Schritte während der Atempause. Ihr persönlicher Rhythmus darf auch anders aussehen. Gehen Sie diesen Weg jeden Tag, mehrere Wochen lang. Mit der Zeit werden Sie merken, wie Sie immer leichter abschalten können. Wenn Sie die Übung gut beherrschen, reichen oft ein paar Schritte, um wieder in die Mitte zu finden.

EXTRA-TIPP:
Yogaübung – der Baum

- **Der Baum** ist eine sehr gute und beliebte Konzentrationsübung. Sie stärkt Ihren Gleichgewichtssinn und hilft Ihnen, in kurzer Zeit wieder mehr innere Stabilität und Ruhe zu bekommen.

- **Verlagern Sie im Stand** Ihr Gewicht auf das linke Bein. Verwurzeln Sie sich über Ihren linken Fuß mit dem Boden. Heben Sie nun den rechten Fuß und drehen Sie das rechte Bein im Hüftgelenk nach außen. Legen Sie den Fuß so hoch wie möglich an die Innenseite des linken Oberschenkels.

- **Führen Sie Ihr rechtes Knie** weit zur Seite, und richten Sie das Becken durch Anspannung der Beckenbodenmuskulatur auf. Heben Sie die Arme in die Senkrechte, die Handflächen liegen aneinander. Blicken Sie auf einen Punkt ungefähr einen Meter vor Ihnen auf dem Boden. Verweilen Sie ruhig atmend. Wiederholen Sie die Übung auch mit dem anderen Bein.

UNSER GUTER RAT:
Nutzen Sie die zehn effektivsten Stressblocker

- **Loslassen:** Ein paar Minuten am Tag alle Muskelgruppen anspannen, dann lösen und nachspüren (siehe Seite 55).

- **Abtauchen:** Setzen Sie sich aufrecht hin, und hören Sie einige Minuten still in sich hinein. Träumen Sie sich an einen schönen Ort, und verweilen Sie dort mit allen Sinnen. Das erfrischt Körper und Seele.

- **Massage gefällig:** Lassen Sie sich durchwalken – am besten von Ihrem Partner. Beruhigende Öle wie von Lavendel oder Rose verstärken den Effekt.

- **Die Seele baumeln lassen:** Einfach mal nichts tun, ohne Ziel herumtrödeln. Genießen Sie Ihre Freizeit.

- **Aqua-Healing:** Lassen Sie sich im Wasser treiben. Kaum etwas entspannt mehr. Das erinnert an die Zeit vor der Geburt und berührt die Seele.

- **Kraft der Farben:** Blau oder Lila (z. B. in Lavendelbädern) senkt den Puls und fährt den Stoffwechsel herunter. Sonnenbäder (Gelb) heben die Stimmung, das Grün der Wiesen beruhigt.

- **Kleine Belohnungen:** Ein Kinobesuch mit Freunden, eine wohlriechende Körperlotion oder ein gutes Buch bringen Freude und mehr Gelassenheit.

- **Laut lachen:** Wann haben Sie das letzte Mal so richtig gelacht? Wer lacht, hat bessere Laune. Das liegt an der Ausschüttung von Glückshormonen.

- **Dufterlebnis:** Zitronen-, Melissen-, Orangen-, Sandelholz- oder Lavendelöl, über eine Aromalampe verdampft, hat eine entspannende und erheiternde Wirkung auf Körper und Seele.

- **Sauerstoffdusche:** Ein Waldspaziergang wirkt oft Wunder. Durch Bewegung an frischer Luft tanken die Zellen Sauerstoff, und die Muskeln entspannen.

> *Bieten Sie dem Stress Paroli, indem Sie sich immer wieder eine Auszeit nehmen. Die Bewegungstabellen auf den Seiten 118/119 (Typ1) und 122/123 (Typ4) helfen Ihnen dabei.*

Das Prof.-Bloss-Fitprogramm:
für Berufstätige

Üben Sie einen Beruf aus, der Sie ganz und gar in Anspruch nimmt? Und wenn Sie abends müde nach Hause kommen, muss noch der Haushalt gemacht werden, auch die Familie fordert Ihre Aufmerksamkeit. Woher die Power nehmen? Eigentlich kein Problem, wenn Sie zwischendurch Kraft tanken.

S.A.T.-Schnellentspannung:

Wer im Alltag ununterbrochen gefordert ist, kann sich durch eine schnelle Entspannung zwischendurch immer wieder aufladen. Auf den Seiten 46 bis 55 haben Sie bereits einige Entspannungsmethoden kennengelernt. Auch das S.A.T., das selbstaktive Training nach dem Yoga-Altmeister Sigmund Feuerabendt (siehe Seite 125) kann Ihnen sehr schnell die innere Ruhe wieder schenken. Sie brauchen dafür keine Hilfsmittel oder Suggestionen. Die Entspannung beginnt im Gesicht und breitet sich von dort auf den ganzen Körper aus (Generalisierung). Jegliche geistige oder intellektuelle Beteiligung ist bei dieser einfachen Technik ausgeschlossen.

Reflexzonenmassage:

Massieren Sie Ihre Füße morgens und abends jeweils ein paar Minuten lang selbst. Das entspannt Ihren ganzen Körper und lädt Sie mit neuer Energie auf: Sie sitzen aufrecht, winkeln ein Bein an und legen den Fuß locker auf das andere Knie. Mit der einen Hand stützen Sie Ihre Fußaußenkante und den Fußrücken ab, der

Daumen der anderen Hand massiert die Fußsohle in sanft kreisenden Bewegungen. Schließlich streichen Sie den Fuß mit beiden Händen gleichzeitig aus. Nun darf sich der andere Fuß über das Verwöhnprogramm freuen.

Gezielte Bauchatmung:

Durch bewusste und frühzeitige Wahrnehmung von körperlichen und seelischen Spannungszuständen können Sie nachhaltig positive Effekte für Ihre Gesundheit erzielen und Folgekrankheiten von Stress vorbeugen. Als sehr gut wirksame Prophylaxe gilt das einfache Erlernen einer tiefen Bauchatmung. Wir atmen heute fast alle ausschließlich im Brust- und Kehlkopfbereich, eine wirkliche Bauchatmung beherrschen meist nur noch Yogis und Atemtherapeuten. Dabei ist es mit ein wenig Konzentration und Bewusstheit nicht schwer, zur ursprünglichen und physiologischen Bauchatmung zurückzukehren. Schon ein paar wenige tiefe Atemzüge verhelfen zum Innehalten, zur Wahrnehmung des Ist-Zustandes, zum Loslassen von der Hektik des Alltags und damit auch zur Vorbeugung von Stresssymptomen.

Wussten Sie schon dass mittlerweile zahlreiche Manager/innen immer wieder den Rückzug ins Kloster nutzen, um mit ihrem Atem und ihrer inneren Stimme in Kontakt zu kommen? Das brauchen Sie gar nicht, denn Sie können gleich jetzt mit dem Üben der Bauchatmung beginnen und die Mini-Meditation genießen. Sie beeinflussen damit Ihre momentane Situation direkt. Es gibt außerdem zahlreiche CDs und Bücher zum Thema.

EXTRA-TIPP:
Laufend bewusst atmen

- **Probieren Sie das bewusste Atmen** einmal beim Walken oder Joggen: Atmen Sie erst durch die Nase ein und dann hörbar durch den Mund aus, z. B. auf »sscchh« oder »puuhh«. Die Lunge kann sich dabei vollständig entleeren, die Bronchien werden extra weit.

- **Bekannt ist das Prinzip** der hörbaren Ausatmung in allen alten Kampftraditionen, beispielsweise im Taekwondo oder Karate. Die laute Ausatmung dient dazu, verbrauchte Energie und innere Anspannung loszulassen.

UNSER GUTER RAT:
Mini-Meditation mit Bauchatmung als Einstieg

- **Legen Sie sich flach auf den Rücken** oder setzen Sie sich auf einen bequemen Stuhl und nehmen Sie sich ein paar Minuten Zeit für sich selbst, auch und gerade wenn Sie das nicht gewöhnt

sind und es bisher nicht getan haben. Falls Sie im Büro sind, sorgen Sie dafür, dass Sie für fünf Minuten von niemandem gestört werden:

- **Schließen Sie die Augen,** und konzentrieren Sie sich auf Ihren Atem. Versuchen Sie nicht, ihn zu beeinflussen, lassen Sie ihn einfach fließen. Stellen Sie sich Meereswellen vor, die wie Ihre Atmung auf und ab gehen.

- **Bleiben Sie mit der Konzentration** bei Ihrem Atem, und lenken Sie ihn bewusst in den Bauchraum. Sie können dabei eine Hand auf Ihren Bauch legen – etwa in Höhe des Nabels. Spüren Sie, wie sich Ihr Bauch mit der Einatmung nach oben wölbt und mit der Ausatmung nach unten sinkt. Sie brauchen nichts zu tun, Ihr Atem kommt und geht wie von selbst, Sie werden immer ruhiger.

- **Nach einigen Minuten** beenden Sie die Übung, indem Sie Ihre Augen langsam öffnen, sich recken und strecken, bis Sie wieder ganz munter sind. Jetzt können Sie Ihre Aktivitäten mit neuer Power und noch mehr Energie fortsetzen.

- **Bauen Sie immer wieder** solche kleinen Atempausen in Ihren Alltag ein. Mit der Zeit merken Sie, dass Sie immer stressresistenter werden.

> *Spazierengehen und Walken sind ideal, um beruflichen Stress abzubauen. Wie viele Punkte Sie dabei sammeln können, entnehmen Sie der Tabelle auf Seite 122/123 (Typ 4 »Gestresster und Zeitgeplagter«).*

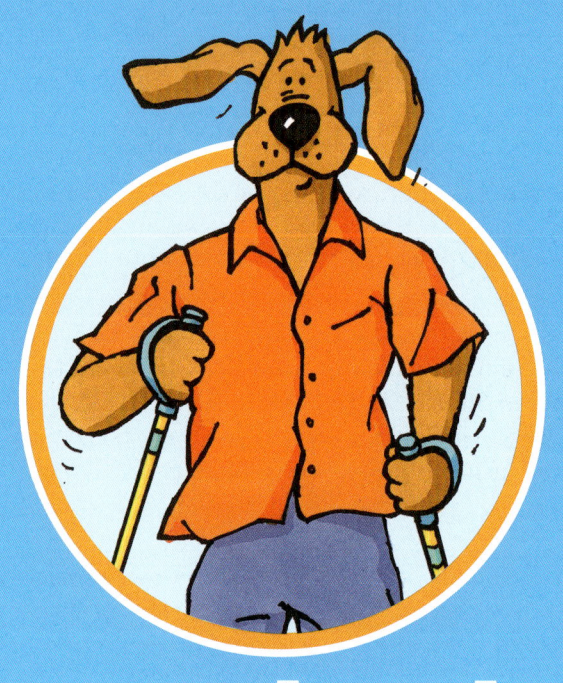

Bis ins hohe
Alter
beweglich bleiben

Immun gegen die Jahre:
Aktivität als Jungbrunnen

Wenn Sie bisher eher ein Couchpotato waren und dann mit regelmäßiger Bewegung beginnen, spüren Sie es: Sie verfügen über mehr Energie, Lebendigkeit und Vitalität, Sie fühlen sich jünger. Vor allem Menschen über 40 erleben durch mehr Bewegung eine gesteigerte Vitalisierung.

Halten Sie sich körperlich und geistig fit

Bewegung ist der ideale Jungbrunnen, auch für das seelische Wohlbefinden. Man kann in jedem Alter damit beginnen. Während früher 60-Jährige, die durch den Park joggten, belächelt wurden, blickt man ihnen heute oft bewundernd nach. Aktive Menschen bleiben tatsächlich länger jung, weil die körperliche und die geistige Aktivität den Alterungsprozess langsamer ablaufen lassen. Wichtig ist daher die mäßige, aber regelmäßige körperliche Aktivität; nur gelegentliche und unzureichende, aber auch zu hohe oder falsche Belastungen führen zu »Verrostungserscheinungen« und vorzeitiger Abnützung.

Mehr Bewegung im Alter

Der bekannte Spruch »Wer rastet, der rostet« gilt besonders im Alter, wobei es zwei wichtige Alterungsabschnitte gibt: die Spanne von 40 bis 60 und dann die ab 60 Jahre. Es ist erwiesen, dass etwa ab 40 die Regressions- und Alterungsprozesse verstärkt auftreten. Kein geringerer als

Pierre de Coubertin (1863 – 1937), der Begründer der modernen Olympischen Spiele, hat erkannt, dass man im Zweifelsfall eher den Sport und die Bewegung für Ältere fördern müsste, anstatt für Jüngere, die sowieso noch aktiver und gesünder sind.

Unser Vital-Tipp: Bewegung an frischer Luft hält lange jung

- Christoph Wilhelm Hufeland (1762 – 1836), der Leibarzt von Goethe und Schiller, erkannte vor 200 Jahren: »Die Erfahrung lehrt, dass diejenigen Menschen am ältesten geworden sind, die anhaltende und starke Bewegung, und zwar in frischer Luft, haben.«

- Der Mensch ist also nicht nur das, was er mitbekommt, sondern auch das, was er daraus macht! Dies betrifft nicht nur Bildungs- oder Finanzfragen, sondern auch die Gesundheit, die Fitness sowie das Älterwerden.

Gene und Umwelt entscheiden

Viele sagen: »Warum soll ich mich bewegen? Ich fühle mich auch so gesund und wohl.« Häufig wird von diesen Menschen dann noch das bekannte Wort von Churchill ins Feld geführt, der auf die Frage, wie man so alt wird wie er, stets antwortete: »No sports!« Dieses Bonmot klingt witzig und provokativ, es wird aber vergessen, dass Churchill dabei im Rollstuhl saß, schon mehrere »Schlägle« hinter sich hatte und außerdem den Leistungssport meinte. Wir wissen heute, dass »Aging«, also alt werden und dabei möglichst gesund bleiben, von zwei Faktoren abhängt: Von den Genen, die uns in die Wiege gelegt wurden, und von den Umweltfaktoren, die im Laufe eines Lebens auf uns einwirken und die wir erheblich mitgestalten können. Es ist zwar wissenschaftlich nicht so leicht beweisbar, aber die genetische Anlage und der Lebensstil dürften jeweils zu 50 Prozent unser Leben beeinflussen. Beides entscheidet darüber, wie alt wir werden und wie gesund und fit wir dabei bleiben.

Kann man den Alterungsprozess hinauszögern?

Im deutschsprachigen Raum gibt es inzwischen sehr viele Bücher zum Thema »Aging«. Wenn man sich diese genauer ansieht, fallen vor allem drei Dinge auf: Einerseits wird mit unwissenschaftlichen und unseriösen Behauptungen, die meist in dem Satz gipfeln »Altern ist umkehrbar!«, das »Blaue vom Himmel versprochen«. Zum anderen wird in unverantwortlicher Weise das regelmäßige Schlucken von Me-

dikamenten (Hormonen) proklamiert, wobei geschwärmt wird: »Somatropin – das Hormon der Jugendlichkeit, das selbst den Bierbauch wegschafft«, »DHEA – das jugendliche Powerhormon als Jungbrunnen«, »Serotonin – das Libido- und Glückshormon für die Frau« oder »Melatonin – das Wundermittel bei Schlafstörungen«.

> *Was genau heißt eigentlich »Anti-Aging«? Nur allzu gerne wird dieser Begriff heute verwendet, um angebliche Wundermittel gegen das Älterwerden anzupreisen.*

Schließlich stehen meist am Ende der Bücher einige Empfehlungen zu gesunder Ernährung und regelmäßiger Bewegung, wobei sich manche Autoren – fast verschämt – sogar dazu durchringen zu sagen, dass diese beiden Bereiche, zusammen mit Muße, also die Trias Ernährung – Bewegung – Entspannung, das wahre »Wundermittel« des Anti-Aging sind.

Hormone – keine gesunde Lösung

Die Einnahme von Hormonen unter ärztlicher Indikation kann im Einzelfall durchaus sinnvoll sein. Ein unkritischer Gebrauch, wie etwa in den USA, wo man diese sogenannten Anti-Aging-Pillen in jedem Drugstore kaufen kann, ist aber abzulehnen, weil man die langfristigen Folgewirkungen, z.B. die Entstehung von Krebs, noch nicht kennt. Auch wenn der 75-jährige Hugh Hefner, der Gründer der Zeitschrift »Playboy«, damit kokettiert, dass er sich mit Wunderpillen fit hält und seine fünf jungen »Bunnies« noch rund um die Uhr »betreut«!

Wissenschaftlich belegt jedenfalls ist inzwischen die Tatsache, dass Frauen, die gegen die Beschwerden der Wechseljahre über viele Jahre hinweg Hormontabletten schlucken, eine höhere Rate an Brustkrebserkrankungen aufweisen.

Älter werden – was bedeutet das eigentlich genau?

Die mittlere Lebenserwartung ist in vielen Industrieländern im Laufe der letzten Jahrzehnte ständig gestiegen. In Deutschland wird eine Frau etwa 82 Jahre alt, ein Mann etwa 76. Dies besagen aktuelle Zahlen des Statistischen Bundesamts aus dem Jahr 2005. Das Altern im biologischen Sinn ist ein Prozess, der sich fast über das ganze Leben erstreckt und bei dem anlagebedingte und durch die Umwelt gegebene Faktoren zusammenwirken (siehe Seite 64). Mit fortschreitendem Alter lässt die Anpassungsfähigkeit des Organismus nach. Bleiben adäquate Reize aus, wird der Alterungsprozess beschleunigt.

Abbau lässt sich beeinflussen

Altern wird meist mit Abnahme in Verbindung gebracht, und die Informationen darüber, was geschieht, wenn wir altern und nichts dagegen tun, sind zahlreich. Wohlgemerkt nur, wenn wir nichts dagegen tun. Im Folgenden lesen Sie, welche Erkenntnisse man darüber in den vorangegangen Jahrzehnten hatte. Diese Veränderungen betrafen nur Menschen, die kaum etwas

gegen das Altern unternommen haben. Die Betroffenen konnten auch nicht von dem Wissen profitieren, das uns heute über das Alter und seine Prozesse zur Verfügung steht. Ein heikler Gesichtspunkt dabei ist, dass gerade die Generation der heute über 80-Jährigen diese Informationen nur zum Teil mitbekommt.

Eine Kenntnis der Altersprozesse ist aber entscheidend, um feststellen zu können, was im Bereich des Erwarteten liegt und

Unser Fitness-Tipp: Wandern Sie viel und schwimmen Sie oft

- Eine neue Studie unter der Leitung des US-Internisten Eric Larson beweist sehr eindrucksvoll, dass Bewegung auch gegen Alzheimer und andere Demenzerkrankungen hilft. Larson untersuchte mit der »Group Health Cooperative« in Seattle sechs Jahre lang 1740 gesunde Menschen, die älter als 65 Jahre waren. Dabei stellte sich heraus, dass bei denjenigen, die mindestens dreimal wöchentlich Bewegung und moderaten Sport ausübten das Demenzrisiko um 30 Prozent gegenüber denjenigen sank, die sich wenig oder gar nicht bewegten.

- Und selbst dann, wenn während der Studie eine leichte Demenz auftrat, wurde deren Fortschreiten durch Wandern, Schwimmen oder Spazierengehen verzögert.

was nicht. Viele, wenn auch nicht alle der meist als Abbau beschriebenen Vorgänge lassen sich verlangsamen, beeinflussen und teilweise sogar umkehren. Auch Martin Walser, nach Günter Grass der bedeutendste Dichter in Deutschland, befasst sich mit dieser Thematik. In einem SPIEGEL-Gespräch (2007) sagte er, dass man, um Alterskrankheiten wie etwa Alzheimer vorzubeugen, den Kopf und die Muskeln trainieren solle: »Du musst täglich trainieren, die Zehen wie das Gehirn. Es geht immer nur um eines: Bewegung! Nichts ist so schlimm wie Bewegungslosigkeit.«

Das Gedächtnis wird schlechter

Das Gehirn wird weniger gut durchblutet. Es werden hier am ehesten Regionen wie die Großhirnrinde und der Hippocampus kleiner, die Anzahl der Neuronen, Dendriten und Synapsen verringert sich. Die Übertragung von Signalen und Informationen wird auch im Bereich der Neurotransmitter (Botenstoffe) beeinträchtigt.

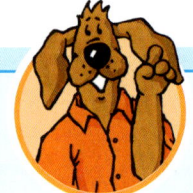

Die Forschung bestätigt die von uns propagierte Trias »Ernährung – Bewegung – Entspannung«

Während man früher annahm, dass man im Alter geistig abbaut und deshalb an Demenz erkranken kann, weil Nervenzellen im Gehirn unwiderruflich absterben, gilt es heute als wissenschaftlich belegt, dass auch im Gehirn von Senioren neue Nervenzellen nachwachsen und diese ihr geistiges »Gehirn-Konto« laufend auffüllen können, um dem schleichenden geistigen Verfall Paroli zu bieten.

Zur Frage, was am besten ist, um das Gehirn zu trainieren und neue Nervenzellen zu bilden, gibt es unter den Hirnforschern zwar Einigkeit darüber, dass es sich um insgesamt sieben Maßnahmen handelt, aber hinsichtlich der Gewichtung dieser Maßnahmen gehen die Meinungen auseinander. An vorderster Stelle steht bei den meisten Wissenschaftlern »mehr Bewegung«, wobei bereits dreimal in der Woche beispielsweise ein flotter Spaziergang von 15 bis 30 Minuten ausreicht, um das Risiko einer Alzheimererkrankung deutlich zu senken – auch wenn eine genetische Veranlagung dazu vorliegt. Das beweisen eindrucksvoll eine Untersuchung des »Center for Health Studies« in Washington sowie eine Studie der »University of Illinois«. Bei Senioren mit regelmäßiger Bewegung war die Anzahl der Nervenzellen im Gehirn erhöht, die Testpersonen erzielten bessere Leistungen bei Aufmerksamkeits- und Konzentrationsaufgaben.

Die Folge davon ist, dass kognitive Fähigkeiten wie Konzentration, Gedächtnis und Lernvermögen nachlassen und das Risiko von Demenzerkrankungen ansteigt. Auffällig sind Veränderungen der Merkfähigkeit; insbesondere das Kurzzeitgedächtnis verliert an Kapazität. Vielleicht kennen Sie eine solche Situation: Obwohl er sich jedes Mal mit seinem Namen vorstellt, können Sie sich einfach den Namen des neuen Nachbarn nicht merken. Die Fähigkeit, sich an die eigene Jugend, an die Schulzeit, an ehemalige Freunde aus der Nachbarschaft zu erinnern, scheint sich jedoch zu verbessern. Es wird allerdings vermutet, dass es sich hierbei um eine Kompensation handelt, weil andere Bereiche des Langzeitgedächtnisses stark nachlassen.

Die Muskelkräfte gehen zurück

Die Reduktion der Muskelkraft beginnt bereits etwa nach dem 30. Geburtstag. Bis zum 70. Lebensjahr sind dann rund 40 Prozent der Muskelmasse verschwunden. Die Einbußen zeigen sich vor allem bei Reaktions- und Beschleunigungsleistungen. In hohem Alter wirken Beine und Arme deswegen oft dürr und schwächlich.

> *Durch viel Bewegung an frischer Luft, fettarme, kalziumreiche Nahrung und ausreichend Entspannung halten Sie Ihre Knochen jung.*

Als Folge der schwindenden Muskelkraft wird auch die Knochendichte geringer. Bei Frauen über 45 Jahren kann das so deutlich sein, dass sie anfällig für Osteoporose werden. Die Heilung nach Knochenbrüchen dauert in höherem Alter wesentlich länger als bei Jüngeren. Ein Oberschenkelbruch beispielsweise bedeutet manchmal monatelange Unbeweglichkeit.

Verschleiß der Gelenke

Die Wirbelsäule und andere Gelenke zeigen in höherem Alter Verschleißerscheinungen, so dass Gelenkeinsteifungen und Prothesen die Folge sein können. Etwa fünf Millionen Menschen in Deutschland leiden unter Arthrose, einer Gelenkerkrankung, die durch den Abbau des Gelenkknorpels gekennzeichnet ist (siehe Seite 102). Außerdem kommt es zur Alterung des Bindegewebes. Diese führt zu einer Verminderung der Elastizität, der Reißfestigkeit und Gleitfähigkeit der Muskeln, Sehnen und Bänder. Es bestehen dann erhöhte Verletzungsgefahr und Anfälligkeit für Muskelzerrungen und -risse, selbst bei geringen Belastungen.

Fallbeispiel

Albert Küppers, 81 Jahre, Rentner aus Oberfranken/Bayern

Dass man jedoch auch in höherem Alter noch körperlich sowie geistig fit und gesund sein kann, beweist Albert Küppers, einst Manager einer bekannten Porzellanfirma. Er spielt dreimal in der Woche Tennis, nur mit jüngeren Herren, da sich gleichaltrige Partner in diesem Sport nicht mehr finden lassen. Vor ein paar Wochen rutschte er während des Spiels auf einer Seitenlinie aus und fiel hin. Er zog sich lediglich eine kleine Schürfwunde am Knie zu, blieb aber ansonsten unverletzt, da er aufgrund seines stets »bewegten« Lebens noch immer starke Knochen hat. Am Wochenende geht er regelmäßig ins Hallenbad, im Sommer in den nahegelegenen See und schwimmt etwa eine Stunde am Stück.

Zwei Abende in der Woche schult Albert Küppers, zusammen mit seiner 83-jährigen Ehefrau Gisela (siehe Seite 78), Gehirn und Gedächtnis im Bridge-Club. Eine gute Motivation stellen die regelmäßigen Bridge-Turniere dar, aus denen er und Gisela sogar des Öfteren als erste oder zweite Sieger hervorgehen. Auch aus dem Berufsleben hat sich der rüstige Herr noch nicht ganz zurückgezogen: Noch zwei Jahre wird er dem Aufsichtsrat

einer großen Fliesenfirma angehören. Und er freut sich darüber, dass er fünfmal im Jahr aus beruflichen Gründen zu einer Aufsichtsratssitzung nach München reisen muss.

Blutdruck steigt mit dem Alter

In höherem Alter verlieren die Gefäße nach und nach ihre Elastizität, die maximale Sauerstoffaufnahme wird geringer, die Durchblutung verschlechtert sich. Die Gefäße sind ebenso von der Gewebsalterung betroffen, mit der Folge, dass der Blutdruck steigt, die Vitalkapazität sich verringert, Verdauung und Ausscheidung Probleme bereiten und die Sinnesleistungen nachlassen.

Schlechter hören und sehen

Im Laufe des Lebens wird die Haut immer faltiger und unelastischer. Kleine Unfälle hinterlassen in Form von Beulen und blauen Flecken längere Zeit ihre Spuren, als das in jungen Jahren der Fall war. Die Haare werden schon ab etwa einem Alter von 30 Jahren dünner, neues Haar ist dann eher farblos, grau oder weiß. Viele Jahre später wird die Haut am Kopf immer sichtbarer. Die Körperbehaarung jedoch nimmt zu. Nicht nur die Gedächtnisleistung, sondern auch die Hör- und Sehfähigkeit lassen merklich nach. Es fällt langsam schwer, das Auge auf nahe Gegenstände zu fokussieren, die Zeitung muss immer weiter weg gehalten werden. Hohe Töne werden kaum noch gehört, was zunächst nicht besonders störend ist, später allerdings für Missverständnisse sorgen kann. Vielen Senioren ist es peinlich, eine Hörhilfe zu tragen. Schwerhörigkeit wird daher auch manchmal mit Demenz verwechselt.

Unser Besser-leben-Tipp: Pflegen Sie viele soziale Kontakte

- Wenn Sie auch im Alter geistig und körperlich fit bleiben und Demenzerkrankungen vorbeugen wollen, sollten Sie soziale Aktivitäten entfalten, also viel mit der Familie, mit Freunden und Bekannten unternehmen.

- Nehmen Sie intellektuelle Herausforderungen an, und trainieren Sie ihre kognitiven Fähigkeiten durch Lesen oder das Erlernen einer Fremdsprache.

- Erhöhen Sie außerdem Ihre Schlafqualität, und versuchen Sie, Schlafstörungen zu beheben. Gehen Sie regelmäßig zum Arzt, um beizeiten medizinische Probleme wie Bluthochdruck, Diabetes oder Depressionen behandeln zu lassen.

Nicht jeder alte Mensch fühlt sich auch alt

Das Alter jedoch bloß als eine messbare Zahl zu sehen, ist eine stark verkürzte Sicht. Natürlich hilft sie für die alltägliche Orientierung in einer komplexen Welt, ähnlich wie die Kategorie Geschlecht. Wir können uns meist darauf verlassen, dass jemand entweder Kind, Jugendlicher, Erwachsener, Senior oder Greis ist, ebenso wie wir darauf vertrauen können, dass eine Person entweder Frau oder Mann ist.

Solche Kategorien erleichtern uns die Interaktionen im Alltag. Wir wissen, wie wir uns einem Kind gegenüber verhalten sollen oder wie wir mit einer Greisin umzugehen haben. Wir wissen auch, was wir von ihnen erwarten können und was nicht, und was sie von uns erwarten oder nicht. Auch legen wir beispielsweise fest, welche Kleidung sich für eine Frau über 70 gehört und welche nicht.

Kategorisierung hat Nachteile

Die Rollen sind durch diese Kategorien verteilt. Wir müssen sie nicht aushandeln, wir brauchen nicht darüber zu reden, und wir müssen sie auch nicht offenlegen. Die Kategorisierung hat also Vorteile. Aber sie hat auch gravierende Nachteile, die in Bezug auf die Kategorie Geschlecht am eindeutigsten und bekanntesten sind. Personen, die nicht in diese Kategorien passen, werden diskriminiert.

Das ist kein Automatismus, denn nur weil jemand außerhalb einer Kategorie liegt, heißt das nicht zwangsläufig, dass er oder sie diskriminiert wird. Aber es ist eine häu-fige Reaktion darauf. Unser Weltbild wird in Frage gestellt, und wir reagieren zunächst mit Ablehnung, weil die Nicht-Kategorisierten ihren Wunsch nach Einbeziehung in die Gesellschaft durch Überzeichnung ihres Andersseins ausdrücken. Die Schwulen- und Lesbenbewegungen beispielsweise brachten und bringen sich durch aufsehenerregende Aktionen, provozierendes Verhalten und provokantes Äußeres ins Bewusstsein. Auf die Ablehnung folgt dann eventuell das, was der Entwicklungspsychologe Jean Piaget (1896 – 1980) in Bezug auf kognitives Lernen als »Akkomodation« und »Assimilation« beschrieben hat: So wie ein Kind – Piagets vorrangiges Forschungsinteresse – neue Lerngegenstände und Situationen anpasst und verändert (akkomodiert), um sie greifen und begreifen zu können, andererseits aber seine bereits vorhandenen Denkstrukturen erweitert, um den Gegenstand einpassen und annehmen zu können, so verändert sich die Gesellschaft mit ihren bisherigen Kategorien und erweitert diese; die bislang Außenstehenden verändern sich, um nun ihrerseits wiederum zu Innenstehenden zu werden.

Das wahre Alter nicht zugeben

Bei der Kategorie Geschlecht scheinen wir bezüglich des Lernprozesses weiter zu sein als bei der Kategorie Alter. Sicher kennen Sie die Namen einiger Prominenter, die behaupten, nicht genau zu wissen, wie alt sie seien, oder die unterschiedliche Altersangaben machen. In solchen Fällten ist es nicht ganz leicht zu erkennen, wo die Show beginnt und wo es in der Tat ein Unbehagen mit der Alterskategorisierung gibt.

Altersschätzungen oft falsch

Die Unterschiede zwischen einem alten 80-Jährigen und einer jungen 84-Jährigen können manchmal größer sein als zwischen einem 40-Jährigen und einem 60-Jährigen. Wie oft ist es Ihnen schon passiert, dass Sie bei der Schätzung des Alters völlig daneben lagen? Wenn es sich nur um wenige Jahre handelt, wird man Ihnen das meist nachsehen – besonders wenn Sie sich nach unten verschätzt haben. Wenn Sie aber mehr als zehn Jahre zu hoch gegriffen haben, sorgt das wahrscheinlich für einigen Unmut.

Fehleinschätzungen des Alters passieren häufiger bei gänzlich unbekannten Personen, denn bei allen anderen können Sie von den Lebensumständen auf das Alter schließen: Manfred kommt aus dem Umfeld von Georg, von dem ich wiederum weiß, dass er 52 Jahre alt ist. Georg spielt mit Manfred

Unser Experten-Tipp: Reduzieren Sie Stress und entspannen Sie

- Eine sinnvolle Entspannung und Stressreduktion spielen eine wesentliche Rolle bei der Verlangsamung des Altersprozesses. Chronischer Stress lässt Lern- und Gedächtnisnervenzellen im Gehirn schneller absterben, wofür vor allem das bei Stress vermehrt ausgeschüttete Hormon Cortisol verantwortlich ist.

- Das autogene Training (AT) beispielsweise ist eine hervorragende Selbsthilfe- und Schnellentspannungsmethode, die Sie jederzeit und überall ohne Hilfsmittel nutzen können (siehe Seite 53). Auch die progressive Muskelrelaxation nach Jacobson (PMR) lässt Sie schnell die innere Ruhe wiederfinden. Sie ist leicht durchzuführen (siehe Seite 54).

Tennis, und die beiden kennen sich von der Uni. Nun ist es nicht mehr allzu schwer, das Alter zu erraten.

Bei völlig unbekannten Personen wiederum ist die Fehlerquote höher, denn Sie können hier nur anhand des Äußeren auf das Alter schließen. Sie betrachten hervorstechende äußerliche Merkmale wie Hautstraffheit, Haardichte, Körperhaltung und andere und ordnen diesen Merkmalen eine Zahl zu. Wenn die Zahl stimmt, wird man Ihnen zu Ihrem guten Ratevermögen gratulieren, aber wenn nicht, ist das mehr als peinlich. Seien Sie glücklich, wenn Sie eine geringere Zahl zugeordnet haben.

Das biologische Alter

Das Alter, das im Gegensatz zum kalendarischen Alter nach unten hin verändert werden kann, nennt sich biologisches Alter. Dahinter steht die Vorstellung, dass Menschen unterschiedlich schnell altern, wohingegen beim kalendarischen Alter alle dieselbe Alterungsgeschwindigkeit haben. Das biologische Alter wird meist anhand einiger Fitnesstests und Fragen zum Lebensstil ermittelt.

Es mag wohl präzisere Aussagen über die Fitness machen als das kalendarische Alter: Ein 60-Jähriger kann durchaus bessere Werte in den Fitnesstests des biologischen Alters aufweisen als ein 40-Jähriger. Aber das biologische Alter berücksichtigt nur körperliche Dimensionen wie etwa die Ausdauer oder die Beweglichkeit in den großen Gelenken. Kognitive Dimensionen jedoch, also die geistige Fitness, misst man dabei nicht. Das kann ein Test, der durch einfache Handhabung gekennzeichnet sein soll, auch nicht leisten.

Alter nicht wirklich messbar

Das biologische Alter, das von der Veranlagung und äußeren Faktoren beeinflusst wird, gibt also ebenso wie das kalendarische nur eine verkürzte Sicht von Alter wieder. Es ist zwar umfassender, aber es ist nicht hinreichend. Auch wenn Sie vielleicht gute Werte bei den Tests für das biologische Alter erzielen, müssen wir Sie enttäuschen: Das ist kein Freibrief dafür, dass Sie bisher alles richtig gemacht haben. Es zeigt aber immerhin, dass Sie in einigen Bereichen Ihres Lebens intuitiv oder auch wohlüberlegt passend gehandelt haben.

Unser Vital-Tipp: Bewegen Sie sich täglich mindestens 30 Minuten

Der große Bundesgesundheitssurvey des Robert-Koch-Insituts, bei dem 7200 Personen zwischen 18 und 80 Jahren befragt wurden, brachte dieses Ergebnis:

- 65 Prozent der 50- bis 59-jährigen Frauen und 60 Prozent der Männer in diesem Alter sind kaum in der Lage, ohne Pause die Treppe drei Stockwerke hochzugehen.

- 65 Prozent der 40-jährigen Männer und 70 Prozent der Frauen bewegen sich zu wenig, sie sind nur knapp zwei Stunden in der Woche körperlich aktiv.

- Die Hälfte der 30- bis 59-jährigen Frauen und Männer treibt überhaupt keinen Sport.

Mit voller Power:
Das Alter austricksen

Es gibt nur einen Jungbrunnen, nämlich regelmäßige körperliche Aktivität. Sie allein vermag den biologischen Alterungsprozess aufzuhalten. Das haben amerikanische Mediziner und Sportwissenschaftler durch zahlreiche Untersuchungen bewiesen. Fangen Sie gleich damit an, bewegen Sie sich täglich.

Unser Besser-leben-Tipp: Testen Sie sich einmal selbst

- Wie gehen Sie mit dem Alter um?

- Bezeichnen Sie alte Menschen lieber als alt oder älter?

- Wie bezeichnen Sie die Altersgruppe zwischen jung und alt?

- Was stellen Sie sich als typisch für das Alter vor? Glauben Sie, dass Sie so werden könnten?

- Halten Sie es für möglich, im Alter vielleicht noch einmal neu anzufangen?

- Freuen Sie sich aufs Alter, oder haben Sie eher Angst davor? Welche Ihrer Ängste halten Sie für realistisch?

- Was tun Sie schon jetzt für ein gesundes und aktives Alter?

(Nach Prof. Dr. med. Gabriela Stoppe, Psychiatrische Universitätsklinik Basel)

Bewegung statt Sport als Gesundheitsrezept

Wollen auch Sie »forever fit and young« bleiben? Ja, es ist schön, wenn jemand gesund ist und sich wohlfühlt. Allerdings: Man kann gesund sein, weil man ein gutes Erbe mitbekommen hat, vernünftig lebt, sich ausgewogen ernährt und Genussgifte meidet, aber dennoch fühlt man sich schlapp. Man kann aber auch gesund *und fit* sein! Die Kombinationen »gesund, aber schlapp« oder »gesund und fit« gelten für jedes Alter, egal ob 20, 40, 60 oder 80 Jahre. Wer also sagt, er fühle sich auch ohne Bewegung gesund und wohl, dem kann man entgegenhalten: Mit einem regelmäßigen und richtig dosierten Fitness- und Bewegungstraining wären das körperliche und das seelische Wohlbefinden noch besser. Und wer möchte das nicht?

20 Jahre 40 bleiben

Die Sportmedizin weiß inzwischen aus vielen Untersuchungen, dass Menschen, die sich regelmäßig bewegen und ein individuell richtig dosiertes Bewegungstraining ausüben, gesünder leben, sich wohler fühlen, fitter und weniger oft krank sind, mit Stress leichter fertig werden und die Berufsanforderungen besser bewältigen. Sie genießen ihr Leben mehr und werden vor allem älter. Dazu wurde von der Sportmedizin der Slogan »20 Jahre lang – durch Bewegung und Fitness – 40 bleiben!« geprägt (siehe Seite 74).

Wir erlauben uns, ein Wort des Philosophen Arthur Schopenhauer abzuwandeln: Fitness ist nicht alles, aber ohne Fitness ist vieles im Leben nichts oder zumindest erheblich schlechter und eingeschränkter. Fitness als eine durch körperliche Bewegung erworbene gute Lebenstüchtigkeit wird vor allem mit zunehmendem Alter immer wichtiger. Wer nicht fit ist, wird mit den Anforderungen des Lebens, ob im Beruf, im privaten Bereich oder in der Freizeit, ungleich schwerer fertig als jemand, der eine gute Fitness besitzt. Wer nicht ständig aktiv ist, bewältigt seine Aufgaben und Pflichten manchmal sogar überhaupt nicht mehr.

So wunderbar wirkt Bewegung

Ein regelmäßiges, individuell richtig dosiertes Bewegungs- und Fitnesstraining ist tatsächlich ein Wundermittel, eine hochwirksame Naturmedizin. So wirkt sie:

- Sie schützt vor Bluthochdruck, Herzinfarkt und Schlaganfall,
- hilft wirksam beim Abnehmen, senkt den Blutzucker, stärkt das Immunsystem und reduziert das Risiko, an Brust-, Prostata- oder Darmkrebs zu erkranken,
- strafft das Muskel- und Bindegewebe, verbessert Figur und Haltung, schützt vor Rückenschmerzen und Osteoporose,
- kräftigt Sehnen, Muskeln und Gelenke,
- stärkt das Selbstbewusstsein, wirkt angstabbauend und antidepressiv, entspannend und stressreduzierend,
- hebt Stimmung und Wohlgefühl, steigert die Lebensqualität,
- fördert Gedächtnisleistung und Konzentration, führt insgesamt zu einer Verzögerung der Altersprozesse und zu einer Verjüngung bei allen Altersstufen.

Unser Bewegungs-Tipp: Mit 80 bitte nicht mehr joggen, nur gehen

- bis 50: nur Jogging erlaubt, wenn keine Gelenkprobleme vorliegen
- 50 – 60: Jogging – Nordic Walking mixed (2 : 1)
- 60 – 70: Nordic Walking – Jogging mixed (2 : 1)
- 70 – 75: Nordic Walking – Gehen
- 75 – 80: Gehen – Nordic Walking mixed (2 : 1)

Beispiel für das Alter von 50 bis 60: Bei einer Strecke von sechs Kilometern joggen Sie vier Kilometer und walken zwei Kilometer. Lassen Sie bei der Mischung Ihr Gefühl entscheiden, beispielsweise erst zwei Kilometer joggen, dann zwei Kilometer walken, dann wieder joggen. Beginnen Sie stets mit Dehnübungen, damit sich Ihr Körper auf die nachfolgenden Belastungen einstellen kann.

Fangen Sie gleich damit an!

All diese positiven Anti-Aging-Wirkungen eines Bewegungs- und Fitnesstrainings setzen nur eines voraus: Sie müssen es wirklich durchführen. Und zwar regelmäßig und in der richtigen Mischung, nämlich der von uns propagierten Balanced Fitness (siehe Seite 25). Sie sollten spätestens morgen, besser noch gleich damit anfangen und für immer dabeibleiben. Dann werden Sie die segensreichen Jungbrunnen-Wirkungen bald an sich selbst spüren. Vielleicht haben Sie Lust, sofort hinauszugehen in den Wald und einen flotten Spaziergang zu machen?

In die Jahre kommen und trotzdem fit sein

Die nachfolgenden von uns modifizierten Ratschläge für gesundes Älterwerden basieren auf den Empfehlungen des Deutschen Olympischen Sportbundes (DOSB), vormals Deutscher Sportbund (DSB) genannt, der im Jahr 2003 mit Unterstützung des »Bundesministeriums für Familie, Frauen, Senioren und Jugend« ein Modellprojekt zum Thema »Richtig fit ab 50« begonnen hat. Die Tipps gehen auf den Heidelberger Gerontologen Prof. Dr. Andreas Kruse zurück.

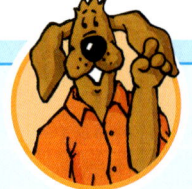

Zahlreiche Studien belegen: Sogar in hohem Alter lohnt es sich, die Fitness zu verbessern

Nur durch körperliche Aktivität kann man dem biologischen Alterungsprozess Einhalt gebieten. Das haben Mediziner und Sportwissenschaftler des »Human Nutrition Research Center on Aging« an der »Tufts University Boston« durch eine Vielzahl von Untersuchungen bestätigt.

Bereits nach vier Monaten moderaten Trainings verändern sich die Biomarker (Indikatoren für Umweltbelastungen oder Krankheiten) wesentlich. Selbst in hohem Alter zeigen sich noch Trainingseffekte, wie eine Studie von Maria Fiatarone an zehn Frauen und Männern zwischen 87 und 96 Jahren in einem Krankenhaus zeigte. Bereits nach acht Wochen leichten Gewichttrainings wuchs die Muskelmasse an den Oberschenkeln um zehn Prozent, wodurch die Greise kräftiger und trittsicherer wurden.

Als Minimalforderung gelten nach diesen Forschern 30 Minuten moderate Bewegung pro Tag. Das ist ein Pensum, das nur etwa 10 bis 20 Prozent der Bundesbürger erreichen.

Schon frühzeitig gesund leben

Gesundheit im Alter hängt vom Verhalten im gesamten Leben ab. Es ist daher von Vorteil, seinen Lebensstil frühzeitig auf Fitness und Gesundheit auszurichten. Das mag für Sie nun entweder ein Grund zum Verzweifeln sein (»So, wie ich die letzten Jahrzehnte gelebt habe …«) oder ein Anlass zur Hoffnung (»Ich habe mich meist gesund verhalten, davon kann ich jetzt zehren …«).

Bevor Sie sich nun in das eine oder andere Extrem stürzen, wollen wir darauf hinweisen, dass die Frage, wie denn ein nach Fitness und Gesundheit ausgerichteter Lebensstil aussieht, gar nicht so einfach zu beantworten ist, wie es scheint. Es gibt allerdings eine Reihe von Verhaltensweisen und Einstellungen, die der Gesundheit förderlich sind und die Krankheiten vorbeugen oder sogar heilen können. Welche das sind, lesen Sie jetzt.

In jedem Alter aktiv sein

Suchen Sie nach Aufgaben, die Sie ansprechen und herausfordern. Beachten Sie, dass Sie durch Ihr Verhalten entscheidend dazu beitragen, ob Sie auch im hohen Alter ein Leben bei guter Gesundheit, in reger Aktivität und völliger Selbstständigkeit führen können. Hierfür sind die Erfahrungen, die Sie im Beruf und in der Familie gesammelt haben, ebenfalls nützlich. Das Rentenalter, so verlockend es für viele klingen mag, ist damit unter einem anderen Licht zu sehen. Denn einfach nur auf der faulen Haut zu liegen, bringt Ihnen nichts. Nutzen Sie die Zeit sinnvoll für Ihre geistige und körperliche Fitness.

> *Vergessen Sie den Spruch »Wenn ich erst mal in Rente bin, dann hab ich endlich meine Ruhe«. Nein, dann endlich haben Sie viel Zeit für die Dinge, die Sie schon immer tun wollten.*

Warum engagieren Sie sich nicht ehrenamtlich? Sie könnten zum einen Ihre Erfahrungen, Ihr berufliches Expertenwissen einbringen und zum anderen eine ganz neue, ungewohnte Aufgabe übernehmen. Ebenso sind Ihre Freizeitaktivitäten eine bedeutende Grundlage für Ihre weitere Kompetenz im hohen Alter.

Stets gesundheitsbewusst leben

Achten Sie immer auf ausreichende Bewegung und ausgewogene Ernährung, egal wie alt Sie gerade sind. Vermeiden Sie alles, was Ihnen schaden könnte, etwa übermäßiges Sonnenbaden, Nikotin und andere Suchtmittel wie Alkohol und Medikamente im Übermaß. Gehen Sie verantwortungsvoll damit um. Kümmern Sie sich sowohl im Berufsleben als auch bei familiären Aufgaben um Ihre Gesundheit. Vermeiden Sie lang anhaltende körperliche und seelische Überbelastung.

Vorsorgemaßnahmen nutzen

Gehen Sie regelmäßig zum Arzt. So können drohende Krankheiten frühzeitig erkannt und kann eine Behandlung rechtzeitig eingeleitet werden (siehe Kasten Seite 76). Ergreifen Sie selbst die Initiative, sprechen Sie mit Ihrem Doktor darüber, was Sie für die Erhaltung Ihrer Gesundheit tun sollten und auf welche Weise Sie selbst zu einem gesunden Altwerden beitragen können. Wenn Sie noch berufstätig sind, sollten Sie sich darüber informieren, welche Angebote es in Ihrem Betrieb oder in Ihrem Wohnumfeld gibt, um Krankheiten

Unser Gesundheits-Tipp: Gehen Sie regelmäßig zur Untersuchung

Fragen Sie Ihren Hausarzt, welche dieser Vorsorgeuntersuchungen und Impfungen für Sie wichtig sind:

- Brust- und Hodenkrebs: ab 40 Jahre Mammografie bei Frauen, ab 45 Jahre Prostata-Untersuchung bei Männern

- Hautkrebs: bei heller Haut, häufigem Sonnenbrand und zahlreichen Pigmentflecken jährlicher Check

- Darmkrebs: ab 50 Jahre Blutuntersuchung (Haemoccult-Test), ab 56 Darmspiegelung (Koloskopie)

- Osteoporose: Knochendichtemessung bei häufigen Knochenbrüchen und Verdacht auf Knochenschwund

- Glaukom (Grüner Star): ab dem 40. Lebensjahr Kontrolle beim Augenarzt

- Impfungen: alle 10 Jahre Auffrischung von Tetanus/Diphterie; ab dem 60. Lebensjahr und bei Abwehrschwäche Grippe-Impfung

vorzubeugen, körperliche Fehlbelastungen zu reduzieren und den Folgen von übermäßigem Stress entgegenzuwirken. Nutzen Sie diese Möglichkeiten auch wirklich, denn es lohnt sich auf jeden Fall.

Den Lebensstil verändern

Sie können in jedem Alter anfangen, ein gesundheitsbewusstes und körperlich, geistig sowie sozial aktives Leben zu führen. Durch eine sinnvolle Umstellung Ihres Lebensstils, durch ausgewogene Ernährung, mehr Bewegung und anschließende Ruhephasen wirken Sie auf bereits vorhandene Risikofaktoren wie etwa Herz-Kreislauf-Beschwerden, Stoffwechselstörungen, Bluthochdruck und Übergewicht positiv ein. Sie verringern deren schädliche Einflüsse auf das Alter und auch auf Ihre Gesundheit.

Sich aufs Alter vorbereiten

Setzen Sie sich rechtzeitig mit der Frage auseinander, wie Sie Ihr Leben in späteren Jahren gestalten möchten. Bereiten Sie sich gedanklich auf Umstellungen vor, z. B. auf den Berufsaustritt oder den Auszug der Kinder. Fragen Sie sich, welche Anforderungen auf Sie zukommen, aber auch welche Chancen sich Ihnen bieten werden und wie Sie diese positiv nutzen können.
Denken Sie bei der Vorbereitung aufs Alter an Ihre Wohnsituation. Durch kleine Veränderungen in Ihren vier Wänden können Sie dazu beitragen, Ihre Selbstständigkeit zu bewahren. Die Beseitigung von Hindernissen und der Einbau von Hilfsmitteln sind für die Erhaltung Ihrer Eigenständigkeit wichtig. Nutzen Sie alle Mög-

lichkeiten wie eine Wohnraumberatung vor Ort, um Anregungen für sinnvolle Veränderungen Ihrer Wohnräume zu bekommen. Sie erhalten auch Auskunft über mögliche finanzielle Zuschüsse.

In freier Zeit Neues lernen

Setzen Sie die Art der körperlichen, geistigen und sozialen Aktivität, die Sie in jüngeren Jahren entwickelt haben, auch in höherem Lebensalter fort. Fragen Sie sich, inwieweit Sie an früher anknüpfen möchten. Nutzen Sie die freie Zeit im Rentenalter, um Neues zu lernen. Sie können auch dann Ihr Gedächtnis und Ihre Denkfähigkeit noch trainieren. Setzen Sie sich bewusst mit Entwicklungen in Ihrer Umwelt, z.B. im Bereich der Technik, der Medien und des Verkehrs auseinander, und überlegen Sie, wie Sie diese Entwicklungen für sich selbst nutzen können.

Johann Wolfgang von Goethe (1749 – 1832), der immerhin 83 Jahre alt wurde und noch bis kurz vor seinem Tod sehr kreativ war, sagte: »Bin ich darum alt geworden, dass ich immer dasselbe denken soll? Ich strebe vielmehr, täglich etwas anderes, Neues zu denken, um nicht langweilig zu werden. Man muss immerfort verändern, erneuern, verjüngen, um nicht zu verstocken.«

Aktiv bleiben, positiv denken

Auch wenn Sie nicht mehr jung sind, können Sie noch offen sein für positive Ereignisse in Ihrem Leben. Bewahren Sie sich die Fähigkeit, sich an schönen Dingen im Alltag zu erfreuen. Bei aktiver Lebensführung und positiver Einstellung fühlen Sie sich wesentlich gesünder und wohler.

Wenn Sie eine erfüllende Aufgabe gefunden haben, wenn Sie sich auch an Kleinigkeiten erfreuen können und in belastenden Situationen nicht resignieren, dann bleibt Ihr gesundheitliches Wohlbefinden sicher noch lange erhalten.

Unser Vital-Tipp: Trainieren Sie Ihre grauen Zellen

Mit regelmäßiger Bewegung und gesunder Ernährung allein ist es nicht getan, auch Ihr Geist sollte immer wieder gefordert werden. Hier ein paar Tipps:

- Lesen Sie regelmäßig anspruchsvolle Bücher, und schreiben Sie öfter Briefe.

- Zur Konzentrations- und Gedächtnisschulung sind Kreuzworträtsel und Sudokus geeignet, aber auch Spiele wie Scrabble oder Trivial Pursuit.

- Schrecken Sie vor den neuen Medien nicht zurück, sondern stürzen Sie sich ins Abenteuer. Ihre Kinder und Enkelkinder helfen Ihnen sicher gerne dabei.

- Lernen Sie eine neue Sprache oder frischen Sie Sprachkenntnisse auf.

- Bereichern Sie Ihr Leben durch Musik. Vielleicht wollen Sie Ihre Fähigkeiten im Spielen eines Instruments vertiefen? Es ist nie zu spät dafür!

Das Alter als Chance begreifen

Auch in späteren Lebensjahren können Sie sich noch fortentwickeln. Erweitern Sie Ihre Fertigkeiten und Interessen, finden Sie zu neuen Einsichten und zu einem reiferen Umgang mit den Anforderungen des Lebens. Beachten Sie, dass Sie sich sogar in der Auseinandersetzung mit Belastungen und Konflikten weiterentwickeln können.

Zärtlichkeit genießen

Eine Partnerschaft, in der beide Zärtlichkeit, Nähe und Sexualität genießen, trägt zur Zufriedenheit und zu körperlichem Wohlbefinden bei. Lassen Sie sich nicht durch jene Menschen verunsichern, die meinen, dass Alter und Zärtlichkeit oder Alter und Sexualität nicht zusammenpassen. Diese Menschen haben unrecht!

Dem Körper etwas zutrauen

Bewegen Sie sich ausreichend, und treiben Sie Sport, ohne sich zu überfordern. Sie erhalten damit Ihre körperliche Leistungsfähigkeit. Sie tragen dazu bei, dass Ihr Stütz- und Bewegungsapparat elastisch und kräftig bleibt und dass Sie die Aufgaben des Alltags leichter bewältigen können.

Auch wenn Sie von Wehwehchen geplagt werden, brauchen Sie nicht auf Aktivitäten zu verzichten.

Sprechen Sie mit Ihrem Arzt darüber, welche Art des Trainings für Sie die richtige ist, vor allem dann, wenn sie aufgrund einer Erkrankung sportlich eingeschränkt sind. Wenn Sie Lust haben, suchen Sie sich eine Gruppe von Gleichgesinnten, das bringt doppelt Spaß.

Fallbeispiel

Gisela Küppers, 83, Rentnerin aus Oberfranken/Bayern

Man kann auch dann noch täglich anderthalb Stunden spazieren gehen, wenn man ein künstliches Kniegelenk hat, so wie Gisela Küppers, die trotz ihrer 83 Lenze täglich mit einigen Freundinnen durch den Wald marschiert. Früher spielte sie leidenschaftlich gerne Tennis. Eines Tages allerdings machte ihre Wirbelsäule nicht mehr mit, Gisela Küppers hatte einen Bandscheibenvorfall und musste mit diesem Sport aufhören.

Dies beeinträchtigte jedoch ihre Lebensfreude nicht, und sie ging – manchmal auch unter Schmerzen – dennoch täglich spazieren. Durch die regelmäßige Bewegung hält die 83-Jährige bis heute ihr angeschlagenes Herz-Kreislauf-System in Schwung, denn ihr Blutdruck und ihre Cholesterinwerte müssen durch Medikamente gesenkt werden. Dank gesunder, fleisch- und zuckerarmer Ernährung ist sie sehr schlank und sorgt so dafür, dass sie noch richtig aktiv sein kann.

Geistig hält sie sich durch regelmäßige Bridge-Abende und -Turniere im Bridge-Club fit, zu denen ihr Mann Albert sie stets gerne begleitet (siehe Seite 67). Jeden Morgen spielt die ehemalige Musik- und Französischlehrerin etwa eine halbe Stunde Klavier. Viele Stücke kann sie noch auswendig, sie übt aber auch neue Kompositionen bekannter Meister ein. Außerdem bearbeitet sie französische Texte für die Oberstufe des Gymnasiums. Sie schlägt unbekannte Vokabeln im Lexikon

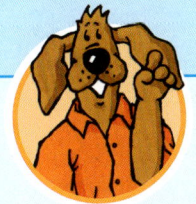

Demografischer Wandel: Mit steigender Lebenserwartung sollte die Krankheitsvorbeugung besser werden

Die durchschnittliche Lebenserwartung Neugeborener in Deutschland beträgt bei Männern 75,9 Jahre, bei Frauen 82 Jahre. Während noch vor 100 Jahren nur fünf Prozent der Bevölkerung 60 Jahre und älter waren, sind heute 25 Prozent und in 20 Jahren mehr als 33 Prozent über 60 Jahre alt.

Lebensläufe sollten daher anders konzipiert und an die höhere Lebenserwartung angepasst werden. »Es ist gewissermaßen eine Kalenderreform unseres Lebens notwendig, die beachtet, dass das Erwachsenenalter früher und das Seniorenalter später beginnt«, so Frank Schirrmacher, Autor des bekannten Buches »Das Methusalem-Komplott« (siehe Seite 125). Körperlichen Einbußen muss man also noch stärker durch Präventionsmaßnahmen vorbeugen, wobei gesunde Ernährung, ausreichende Bewegung sowie geistige und soziale Aktivitäten immer wichtiger werden.

Altern ist das Ergebnis eines lebenslangen Prozesses der Auseinandersetzung mit Problemen und Belastungssituationen. Schemata der Einteilung in »junge Alte« und »alte Alte« sind heute nicht mehr zutreffend. Man spricht deshalb auch von einem »functional age«. Das heißt, die Funktionsfähigkeit der körperlichen Voraussetzungen (Bindegewebe, Herz-Kreislauf-System, Motorik, Zähne) und der seelisch-geistigen Fähigkeiten (Sensorik, Sensibilität, Emotionen, Intelligenz) können sehr unterschiedlich sein. Diese Funktionsfähigkeit ist nicht an ein chronologisches Alter gebunden, sondern sie wird durch biologische und soziale Faktoren, durch Schulbildung, berufliches Training, Lebensstil, körperliche Ertüchtigung und geistige Auseinandersetzung während eines ganzen Lebens bestimmt.

Das sogenannte Defizitmodell mit dem naturgegebenen Verlust von Fähigkeiten und Fertigkeiten im Alter wurde widerlegt. Das Altern kann vielmehr eine Chance und Entwicklungsmöglichkeit für den Einzelnen und die Gesellschaft darstellen. 75-Jährige müssen nicht unbedingt pflegebedürftig sein, auch wenn gewisse Einschränkungen bestehen.

Eine umweltbezogene Prävention muss neben der Umgestaltung der Umwelt (Wohnen, Stadtplanung, Verkehr) vor allem auch zu einer gesundheitsbewussten Lebensführung mit geistigen Anregungen und viel Bewegung ermuntern. Schließlich kommt es auf ein möglichst »gesundes Altwerden« an.

nach und lernt diese anschließend. Am liebsten aber spielt Gisela Küppers sonntags, wenn ihr Mann vom Schwimmen nach Hause kommt, mit ihm Scrabble, und sie freut sich sehr, wenn sie gewinnt.

Krankheiten therapieren

Fragen Sie sich immer wieder, was Sie tun können, um auch in späteren Jahren Ihre Gesundheit, Selbstständigkeit und Selbst-

Unser Wohn-Tipp: Lassen Sie sich beim Umbau helfen

Um möglichst lange in der vertrauten Umgebung bleiben zu können, hilft Ihnen eine der rund 200 Wohnberatungsstellen in Deutschland bei der Wohnungsanpassung:

- Wohnberater/innen versuchen, Ihre Lebensumstände zu erfassen und dann praktikable Lösungen zu finden.

- Kleine Umbauten, Veränderungen der Wohnungseinrichtung und Maßnahmen wie das Anbringen von Haltegriffen und Handläufen werden organisiert.

- Es wird ein Kostenplan erstellt, mögliche Kostenträger werden gesucht. Grundsätzlich ist eine finanzielle Eigenbeteiligung vorgesehen, im Notfall hilft auch das Sozialamt.

verantwortung zu erhalten. Beachten Sie: Allein wegen Ihres hohen Alters brauchen Sie Ihr Wohlbefinden sowie die Fähigkeit zur eigenständigen Lebensführung nicht einzubüßen. Und falls Erkrankungen auftreten, wenden Sie sich an Ihren Arzt. Eine frühzeitige Diagnose bedeutet meist eine erfolgreichere Therapie. Auch bei einer chronischen Erkrankung ist der regelmäßige Besuch der ärztlichen Sprechstunde notwendig.

> *Falls Sie ein Hörgerät brauchen, sollten Sie sich von einem kompetenten Akustiker betreuen lassen, damit die Feinabstimmung wirklich optimal ist.*

Beachten Sie, dass Ihnen bei Einbußen des Seh- und Hörvermögens ebenfalls geholfen werden kann. Nehmen Sie diese nicht einfach hin. Sprechen Sie vielmehr mit Ihrem Arzt über die Möglichkeiten an Hilfsmitteln und nutzen Sie diese, wenn sie verordnet werden. Falls Sie durch Erkrankungen in Ihrer Selbstständigkeit beeinträchtigt sind, erweist sich eine Rehabilitation oft als sinnvoll und notwendig. Sprechen Sie mit Ihrem Doktor über mögliche Rehabilitationsaussichten in Ihrem speziellen Fall. Bedenken Sie, dass die Rehabilitation vor allem dann erfolgreich sein wird, wenn Sie selbst alles tun, um Ihre Eigenständigkeit wiederzuerlangen.

Gute Hilfe und Pflege suchen

Wenn Sie hilfs- oder pflegebedürftig geworden sind, suchen Sie nach Möglichkeiten einer guten Unterstützung und Betreuung. Achten Sie darauf, dass Ihnen dadurch nicht Selbstständigkeit und

Selbstverantwortung genommen, sondern dass diese erhalten und gefördert werden. Falls Angehörige Sie betreuen, dürfen diese damit nicht überfordert sein. Gegebenenfalls bedarf es einer zusätzlichen Pflegeperson. Als älterer Mensch sollten Sie ausreichend Unterstützung erhalten.

Mut zur Selbstständigkeit

In einer schwierigen Situation sollten Sie sich fragen, wie Sie mit der Herausforderung und Belastung am besten fertig werden. Was könnte Ihnen guttun, mit welchen Menschen wollen Sie zusammen sein? Überlegen Sie auch, wie diese Ihnen helfen können, und sagen Sie ganz offen, wann Ihnen die Hilfe anderer zu viel ist. Wenn Sie Unterstützung benötigen, sollten Sie sich ruhig trauen, darum zu bitten. Haben Sie aber auch den Mut, Hilfe abzulehnen, wenn Sie sich durch diese in Ihrer Eigenständigkeit beeinträchtigt sehen und alleine noch zurechtkommen.

Wichtig: Lernen im Alter

Lernen spielt eine ungeheuer wichtige Rolle für die Entwicklung des Menschen. Wer würde dem nicht zustimmen, vor allem wenn er Schulkinder vor Augen hat, die mitten in ihrer Entwicklung stehen. Aber wie verhält es sich mit über 90-Jährigen? Auch in dieser Altersgruppe gilt das Gesagte, natürlich mit anderen Akzenten. 90-Jährige können natürlich nicht mehr so viel lernen wie Neunjährige.

Aber es wäre fatal, anzunehmen, dass in einem bestimmten Alter kein Lernen mehr möglich ist. Lernen kann und soll man in jeder Lebensphase. Nutzen Sie alle Gelegenheiten, um Neues zu erfahren. Bleiben Sie wissensdurstig und interessiert.

Neue Lernmöglichkeiten suchen

Beim Lernen haben Senioren gleich zwei Aufgaben zu bewältigen: Sie müssen Neues im Gedächtnis abspeichern und bereits Gelerntes erhalten. Für erfolgreiches Lernen bedarf es auf der einen Seite großer Neugier und Motivation sowie regen Interesses, auf der anderen Seite der geeigneten

Unser Vital-Tipp: Die geistige Fitness durch gute Nahrung stärken

- Kleine, gesunde Zwischenmahlzeiten halten den Blutzuckerspiegel konstant und helfen, Leistungsschwankungen zu vermeiden.

- Essen Sie ausreichend vollwertige Kohlenhydrate, denn sie sind die wichtigsten Energielieferanten für das Gehirn. Weißmehl und Zucker bitte meiden; sie erhöhen den Blutzuckerspiegel kurzfristig, dann fällt er rapide ab.

- Vitamit C (z. B. in Sauerkraut) steigert das Denkvermögen, auch Vitamin B (z. B. in Vollkornprodukten) verbessert die Gehirn- und Nervenfunktionen.

- Trinken Sie täglich mindestens zwei Liter Flüssigkeit. Ein Mangel daran führt zu Konzentrationsstörungen, im Extremfall sogar zu Verwirrtheit.

Lernumwelt, der Möglichkeit, das Gelernte umzusetzen. Ihre Begeisterung für die russische Sprache mag beispielsweise riesig sein, aber wenn Sie nicht die Gelegenheit haben, zeitweise in Russland zu leben, wird das Lernen nicht über ein bestimmtes Niveau hinauskommen.

Gibt es ideale Lernwelten, wo 90-Jährige gefordert und gefördert werden? Die Aufbewahrungsheime für die älteren Generationen bieten leider alles andere als das. Die Senioren sind Ihrer Umwelt allerdings nicht hilflos ausgeliefert, sie können diese aktiv verändern. Selbst wenn sie in vielen Bereichen auf Hilfe angewiesen sind, können sie andere Menschen bitten, ihnen Lernmöglichkeiten zu eröffnen. Tun auch Sie das! Sie werden feststellen, dass die meisten positiv reagieren.

Bewegungslernen im Alter

Ältere lernen neue Bewegungen genauso wie Jüngere. Man beobachtet dieselben Lernschritte und Veränderungen: Weg von einer groben Beherrschung verfeinert sich die Bewegung zusehends hin zu einer spielerischen, variablen Verfügbarkeit.

> *Ältere wie auch Jüngere erlernen nicht nur die Bewegungsfertigkeit, sondern auch das Wissen darüber.*

Allerdings verlagert sich die Schwerpunktsetzung im Laufe des Älterwerdens immer mehr, das Interesse tritt in den Hintergrund, die Notwendigkeit gewinnt an Bedeutung. Der Verlust an Bewegungsmöglichkeiten ist mit zunehmendem Alter gleichzusetzen mit einem Verlust an Selbstständigkeit. Treppen können nicht

mehr bewältigt, erhöhte Gegenstände nicht mehr erreicht werden. Die rasche Ermüdung der Muskulatur schränkt den Bewegungsradius auf die unmittelbare Umgebung ein und vieles mehr.

Dem Altern entgegenwirken

Was können Sie nun tun, um das zu beeinflussen, es aufzuhalten, es rückgängig zu machen? Auf diese Fragen haben Experten unterschiedliche Antworten gefunden. Es wäre naiv, gut gemeinte und wohldurchdachte Fitnessprogramme und medizinische Antworten in den Giftschrank zu stellen. Viele davon sind bestens dafür geeignet, dem geringen Anteil, dem Bewegung beim modernen Menschen zukommt, die nötige Aufmerksamkeit zu schenken, ohne in Extreme zu verfallen. Denn kein seriöser Ratgeber wird Ihnen empfehlen, ein Marathontraining aufzunehmen, um etwas für Ihre Gesundheit zu tun.

Wir werden alle älter. Dieser Prozess lässt sich nicht aufhalten, aber immerhin verlangsamen. Eine der Diätetik nahestehende Lebensweise – von allem ein bisschen, von keinem zu viel – scheint der Schlüssel dafür zu sein, den Prozess des Alterns hinauszuschieben. Es ist ein Pendeln zwischen zwei Polen, Extrembereiche vermeidend.

Der Begriff »Anti-Aging«

Altern nur als Degeneration zu sehen, ist nicht unüblich. Die Aufzählungen auf den Seiten 65 bis 68 verdeutlichen, wie verbreitet diese Sichtweise ist. Aber sie ist zu pessimistisch, wie wir finden. Allein der seit Jahren so populäre Begriff »Anti-Aging« zeigt die Einstellung der breiten Masse gegenüber dem Alter. »Anti-Aging« bedeutet wörtlich »gegen das Alter gerichtet«. Wer seinen Blick gegen etwas richtet, sieht nur die Oberfläche, die Fassade. Und wer nur die Oberfläche des Alterns sieht, hat in der Tat wenig Anlass zur Freude: Alles scheint dem Verfall ausgeliefert zu sein.

Die logische Folge dieser Erkenntnis ist die Gegenreaktion: Das Altern lässt sich aufhalten, so die Theorie hinter der Anti-Aging-Bewegung. Es werden ständig neue Bereiche entdeckt, die das Anti-Aging-Label verpasst bekommen, beispielsweise gibt es Medikamente gegen das Altern. Ist das etwa eine Krankheit? Der Markt bietet außerdem eine spezielle Ernährung für Senioren, Nahrungsergänzungen, Kosmetikprodukte, Sportartikel und vieles mehr.

Einen guten Mittelweg finden

Umfassender ist ein Blick, der sowohl die schwindende Fassade als auch das dahinterstehende Fundament berücksichtigt, der weder den Verfall noch die Entwicklung ignoriert, die selbst im höchsten Alter nicht abgeschlossen ist. Wer sich nur darauf konzentriert, dem Abbau entgegenzuwirken, handelt einseitig und altert. Wer nur die positive Entwicklung betont und den deutlichen Anzeichen des Nachlassens keine Aufmerksamkeit schenkt, altert genauso.

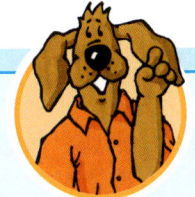

Bewegung als Wundermittel: Pilates ist auch in höherem Alter sehr zu empfehlen

Durch körperliche Fitness finden Sie immer, auch wenn Sie schon älter sind, zu mehr Selbstvertrauen und Wohlgefühl. Regelmäßiges Bewegungstraining hält nicht nur Ihren Körper fit, sondern trägt auch zu geistiger Regsamkeit und seelischer Ausgeglichenheit bei. Untersuchungen zeigen: Wer eine gute Ausdauer hat, ist weniger anfällig für Ermüdung und Fehlleistungen körperlicher oder geistiger Art.

Pilates empfehlen wir allen, die auf ein sanftes Körpertraining mit guter Haltung, ausgeprägtem Körpergefühl und gesteigertem Wohlbefinden Wert legen. Pilates ist für Bewegungsmuffel und Fitnessbewusste geeignet.

Die Übungen helfen sehr gut gegen Inkontinenz, weil die häufig zu schwache oder chronisch verspannte Beckenbodenmuskulatur in ihrer Grundstruktur positiv beeinflusst und harmonisch trainiert wird. Kombiniert mit moderatem Bewegungstraining stellt Pilates einen effektiven Aktivator des Knochenstoffwechsels dar und ist somit eine gute Vorbeugung gegen Osteoporose. Auch Rückenproblemen kann mit Pilates entgegengewirkt werden.

Das Prof.-Bloss-Fitprogramm:
fürs Köpfchen

Die positive Nachricht: Fürs Köpfchen ist jede Bewegung gut. Die super Nachricht: Es gibt zahlreiche Bewegungen, die besonders wertvoll sind. Jonglieren beispielsweise schult die Konzentrationsfähigkeit und die Geschicklichkeit. Auch Spiele wie Schach und Bridge aktivieren Ihre grauen Gehirnzellen.

Jonglieren:

Mit drei Bällen etwa eine Minute flüssig jonglieren zu können war das Übungsziel einer von Forschern betreuten Gruppe. Die Gehirne der Teilnehmer wurden nach drei Monaten mit Hilfe eines Kernspintomografen untersucht und zeigten Veränderungen, die auf das Jonglieren zurückzuführen waren: Das Gehirn hatte sich in bestimmten Bereichen vergrößert. Nutzen Sie diese einmalige Chance, ihr Gehirn zu trainieren. Jonglierbälle – drei Stück sollten es mindestens sein – bekommen Sie im Spielwarenladen. Wenn Sie unsicher sind, ob Sie es schaffen, können Sie mit leichten Jongliertüchern beginnen. Sie verlangsamen die Bewegungsgeschwindigkeit.

Schach spielen:

Dieses Strategiespiel macht nicht nur Spaß, es trainiert außerdem den Geist, fördert die Ausdauer und die Konzentration. Nach einer Umfrage beschäftigen sich in Deutschland 32,6 Prozent der Männer und 12,2 Prozent der Frauen zumindest gelegentlich mit Schach. Man vermutet, dass Großmeister wie der Russe Gari Kasparov, ehemaliger Weltmeister im Schach und heute Politiker, mehrere 100.000 Spielsituationen in seinem Gedächtnis abgespeichert hat. So erkennt er schnell, welche Strategien sein Gegner im Sinn hat. Durch Training lässt sich der Gedächtnisabbau aufhalten; Sie können auch in höherem Lebensalter ein guter Schachspieler sein.

Dartspfeile werfen:

Für dieses Geschicklichkeitsspiel zielen Sie mit Wurfpfeilen auf eine runde Scheibe. Die Spieler werfen abwechselnd je drei Pfeile auf bestimmte Stellen. Sie können verschiedene Varianten spielen. Darts eignet sich in hervorragender Weise als Training der Konzentrationsfähigkeit. Es wird daher auch als »Präzisionssport« bezeichnet.

Knobelspaß:

Durch Zahlenspiele können Sie Ihre grauen Gehirnzellen ebenfalls fit halten oder wieder auf Vordermann bringen. Kennen Sie »Sudoku«? Das ist ein Zahlengitter, auf dem nur wenige Ziffern vorgegeben sind. Durch einige Kniffe – natürlich unter Einhaltung bestimmter Regeln – werden die fehlenden Zahlen ergänzt.

Auch wenn Sie ein »Kakuro« lösen, dürfen Sie mit Zahlen um sich werfen. Der Aufbau ähnelt dem eines Kreuzworträtsels, statt mit Buchstaben arbeiten Sie mit Ziffern. Solche Spiele können Sie immer mal zwischendurch machen, um die Denkleistung und die logischen Fähigkeiten zu trainieren. Aber Vorsicht – es besteht nämlich Suchtgefahr!

EXTRA-TIPP:
Unterstützung durch Memotechniken

- **Sie helfen, Gedichte, Namen oder Geschichtszahlen** rasch im Gehirn abzuspeichern. Das Lernen macht so noch mehr Spaß.

- **Bekannte Beispiele** für die erfolgreiche Anwendung solcher Gedächtnisstützen sind die berühmten Römer Cicero und Cäsar. Man sagt, sie hätten die Inhalte ihrer stundenlangen Reden mit bestimmten Säulen von Tempeln bildhaft verknüpft. Nur so konnten Sie ihre Vorträge auswendig wiedergeben.

UNSER GUTER RAT:
Bleiben Sie körperlich und geistig in Bewegung

- **Dem Gehirn wird es schnell langweilig.** Sobald eine Bewegung oder eine Bewegungsfolge beherrscht wird, bildet das Gehirn kaum noch neue Nervenzellen. Dazu gab es zu Beginn des Lernens genügend Anlass; nun aber, da das Ziel erreicht ist, genügt es, die Verschaltun-

gen der Hirnzellen zu ändern oder neue Schaltzentren zu bauen. Das Hirn schaltet um auf eine ökonomischere Gangart, was nichts anderes bedeutet als die Chance, schon wieder etwas Neues zu lernen.

- **Angenommen, Sie wollen das Jonglieren lernen.** Das Ziel ist, mit drei Bällen einigermaßen gekonnt umzugehen. Das erfordert Zeit und Übung. Wenn Sie es geschafft haben, ist mit einer hohen Wahrscheinlichkeit davon auszugehen, dass sich in Ihrem Gehirn neue Nervenzellen befinden. Noch weit in die 90er Jahre wurden Wissenschaftler belächelt, die meinten, Menschen könnten Hirnzellen neu bilden. Hätten Sie geglaubt, dass dies durch so einfache Tätigkeiten wie Jonglieren möglich ist?

- **Suchen Sie sich immer wieder solche »Spielmöglichkeiten«.** Sie benötigen dafür eine gehörige Portion Geduld und Ausdauer, aber gerade der Weg zum Ziel ist entscheidend. Und denken Sie daran, sich zwischendurch ab und zu einmal eine kleine Pause zu gönnen. Nicht nur Herz und Kreislauf, Muskeln, Sehnen und Bänder benötigen ausreichende Ruhepausen nach Belastungen, auch dem Hirn sollte nach einer Bewegungseinheit eine Rast gegönnt werden, wie etwa eine Nacht mit genügend Schlaf.

> *Sie brauchen sich nicht akribisch an die Bewegungstabellen zu halten. Wichtig ist, dass Sie grundsätzlich versuchen, in Ihrem Alltag immer wieder aktiv zu sein.*

Das Prof.-Bloss-Fitprogramm:
als Verjüngungskur

Ist das nicht zu viel versprochen? Nein, nur wenn Altern als ein Mehr von Zeit gesehen wird, das Sie dann von Ihrer Gesamtlebenszeit abziehen. Für den Erfolg der Verjüngungskur ist ein Wandel der Perspektive notwendig. Das fällt nicht leicht in einer Gesellschaft, die dem Alter den Kampf angesagt hat.

Abwechslung im Alltag:

Vermeiden Sie einen monotonen Alltagstrott, setzen Sie Ihr Gehirn und auch Ihren Körper abwechslungsreichen Reizen aus. Regelmäßige sanfte Bewegung, am besten in der Natur, und immer wieder neue geistige Herausforderungen halten Sie bis ins hohe Alter fit. Wenn Sie täglich eine kniffflige Aufgabe lösen und »wie ein junges Reh« durch den Wald laufen, hält Sie das frisch und fit. Treffen Sie sich außerdem häufig mit Freunden.

Eigene Tänze entwerfen:

Bewegung und Musik zusammenzubringen ist ein besonderer Leckerbissen für Ihr Gehirn. Mehr als bei Bewegung allein werden Emotionen angesprochen, und das Lernen wird anspruchsvoller und lohnender. Die Unterschiede zum Musikmachen sind gering. Nicht die Bewegung erzeugt Töne, sondern die Töne erzeugen Bewegung. Auch hier gilt: Nur eine gewisse Regelmäßigkeit garantiert Erfolge.
Sie benötigen kein Tanz-Lehrbuch, denn es geht nicht darum, eine Tanzform zu übernehmen und nachzutanzen, sondern es geht darum, einen eigenen Tanz zu erfinden. Fangen Sie gemächlich an, versuchen Sie, sich auf die Musik einzulassen und spielerisch zu bewegen. Nach einer Weile können Sie dann etwas systematischer vorgehen und bestimmte Schritte und Drehungen, die Ihnen gefallen haben, wiederholen. Entdecken Sie eine Systematik in der Musik? Vielleicht gelingt es Ihnen, dieser Ihre Bewegungsmuster anzupassen – oder setzen Sie bewusst einen Kontrapunkt.

Pilates:

Die Trainingsmethode nach Joseph Pilates (siehe Seite 50) ist eine wunderbare Möglichkeit, um ein gesundes Verhältnis zum eigenen Körper zu bekommen. Wenn Sie regelmäßig üben, wirken Sie beispielsweise Inkontinenz und Osteoporose entgegen (siehe Seite 83), Sie stabilisieren die Gelenke sowie die Wirbelsäule und sorgen dafür, dass Sie auch in späteren Jahren noch eine gute Haltung haben. Durch die präzise Ausführung der Übungen verbessern Sie Ihre Konzentrationsfähigkeit. Außerdem finden Sie durch dieses Training zu einem gleichmäßigen Wechsel zwischen Anspannung und Entspannung.

EXTRA-TIPP:
Immer wieder aktiv sein

- **Schwingen Sie öfter das Tanzbein.** Dabei pflegen Sie soziale Kontakte und schulen gleichzeitig Ihre Muskelkraft sowie Ihre Koordinationsfähigkeit.

- **Ein Hund als Haustier** ist ein idealer Begleiter, vor allem wenn Sie alleine leben. Er macht mit Ihnen gerne lange Spaziergänge und sorgt für viele soziale Kontakte beim »Gassigehen«.

- **Schwimmen ist ideal,** um auch in höherem Alter alle Muskeln sowie die Atmung zu trainieren. Gönnen Sie sich eine solche Bewegungseinheit regelmäßig jede Woche.

UNSER GUTER RAT:
Bewegungsschwimmen statt Sportschwimmen

- **Als ich vor vielen Jahren** in der Schweiz Urlaub machte, fiel mir ein 13-jähriger Junge auf, der jeden Nachmittag im nahegelegenen Naturschwimmbad oft eine Stunde oder auch länger schwamm. Manchmal machte er Brustschwimmen, dann kraulte er, zwischendurch tauchte er ein wenig, schließlich planschte er auf dem Rücken im Wasser herum. Wenn er hinterher aus dem Becken stieg, machte er keinen müden Eindruck, er schien sich nicht verausgabt zu haben. Ich war erstaunt über diese Ausdauer und fragte ihn eines Tages, wie er es schaffe, so lange durchzuhalten. Er antwortete, dass es

ihm nicht darauf ankomme, wie schnell er schwimme, sondern nur darauf, dass die Bewegung im Wasser Spaß mache. »Ich spiele mit dem Wasser, wie es auch die Fische tun«, erklärte er. »Nicht so wie die Haie oder Hechte, die immer ganz schnell und aggressiv durchs Wasser schießen, sondern wie die Delphine und Wale, die mit dem Wasser spielen.« Dieses Bewegungsschwimmen als Körpererfahrung ist anders als das sportliche Schwimmen nach Zeit. Wer öfter zum Schwimmen geht, kann beobachten, wie unterschiedlich sich die Menschen im kühlen Nass tummeln. Der Sportschwimmer kommt herein, sucht sich auf kürzestem Weg eine freie Bahn aus, stürzt sich in die Fluten und legt los. Er möchte in einer bestimmten Zeit möglichst viele Bahnen zurücklegen. Er wird ärgerlich, wenn er von anderen, langsameren Schwimmern behindert wird. Anstelle von Erholung bringt ihm das nur noch mehr Stress.
Der Bewegungsschwimmer hingegen genießt das Erlebnis im Wasser, er nimmt die Körpererfahrung bewusst wahr und empfindet das Schwimmen als entspannenden Ausgleich. Er macht, im Unterschied zum Sportschwimmer, öfter mal eine Pause und nutzt diese mitunter für einen erholsamen Plausch am Beckenrand mit einem anderen Freizeitschwimmer.

> *Falls Sie Punkte sammeln wollen, können Sie sich an den Bewegungstabellen ab Seite 118 orientieren. Aber das Wichtigste ist, dass Sie Freude an Ihren Aktivitäten haben. Nur dann bleiben Sie dabei.*

Das Prof.-Bloss-Fitprogramm:
zur Krankheitsvorbeugung

Gar nicht erst krank zu werden gelingt am besten durch einen Lebensstil, der sowohl die Umwelt als auch die eigene Konstitution berücksichtigt. Je mehr Sie über sich wissen, umso besser können Sie Beschwerden vorbeugen. Wie Sie sich gesund ernähren und sinnvoll entspannen, haben Sie bereits gelesen.

Gleichgewichtsübungen:

Gehen Sie hinaus ins Freie, und balancieren Sie auf Balken oder Mauern. Achten Sie aber darauf, dass diese – vor allem am Anfang – möglichst niedrig sind! Solche Übungen fördern Ihre Koordinations- und Gleichgewichtsfähigkeit. In den Gelenken, Kapseln, Bändern, Sehnen und Muskeln befinden sich Rezeptoren, die Zustände wie Winkelstellungen der Gelenke und Muskelspannungen wahrnehmen und an das Gehirn rückmelden. Ihre bisherigen Alltagsbewegungen sind schon so gut abgespeichert, dass Sie neue Bewegungsherausforderungen brauchen. Nutzen Sie daher immer wieder Möglichkeiten, die sich Ihnen im Freien bieten.
Aber auch zu Hause können Sie Gleichgewichtsübungen machen, beispielsweise auf einem Bein stehen, nach einer Weile die Augen schließen. Wenn Sie es schaffen, gehen Sie dann noch kurz hoch in den Zehenstand.

Den Rücken schonen:

Am Anfang zieht es im Rücken oft nur am Morgen beim Anziehen. Das ist in vielen Fällen ein erstes Warnsignal dafür, dass die Muskeln und Bandscheiben ausgeleiert sind. Die Wirbelsäule hat sich im Schlaf gedehnt, die Bandscheiben saugen sich nachts mit Nährlösung voll, und die prallen Puffer drücken nun gegen die Nervenstränge. Das gibt sich zwar, wenn die Puffer bei aufrechter Haltung wieder an Flüssigkeit verlieren, so dass der Schmerz verschwindet, aber Sie sollten achtsam sein und Ihren Rücken schonen.
Daher ist es wichtig, dass Sie nie länger am Stück in der gleichen Position sitzen, sondern sich immer wieder bewegen (siehe Seite 99). Gehen Sie außerdem beim Heben schwerer Gegenstände in eine leichte Schrittstellung. Rücken und Oberkörper bleiben dabei gerade. Und wenn Sie einmal viel eingekauft haben, verteilen Sie die Waren in zwei Taschen, damit jede Körperseite gleichmäßig belastet wird.

Balanced Fitness:

Für eine positive gesundheitliche Wirkung ist auch im Alter eine Ganzheitlichkeit des Bewegungstrainings wichtig. Das heißt, alle drei Fitnesskomponenten, nämlich die Ausdauer, die Kraft und die Beweglichkeit sollten trainiert werden (siehe Seite 25). Vielleicht wollen Sie sich ein Ganzkörper-Fitnessgerät zulegen, mit dem Sie wirksam und zeitsparend in einer Trainingseinheit alle wichtigen Fitnesskomponenten abdecken? Geeignet sind hierfür Geräte wie der Crosstrainer (für Einsteiger), das Rudergerät und der Skilanglauf-Trainer.

EXTRA-TIPP:
Täglich spazieren gehen

■ **Spaziergänge an frischer Luft** sind gerade im höheren Alter eine wertvolle Medizin (siehe Seite 24). Sie halten dabei nicht nur Ihren Bewegungsapparat in Schwung, sondern Sie stärken gleichzeitig noch Ihre Abwehrkräfte.

■ **Achten Sie auf gutes Schuhwerk** und wetterfeste Kleidung. Verabreden Sie sich mit Freunden und Bekannten, die ebenso wie Sie die wohltuende Wirkung des Gehens nutzen wollen. Der zwischenmenschliche Austausch ist in jeder Phase des Lebens wichtig.

UNSER GUTER RAT:
Bleiben Sie beweglich durch Dehnübungen

Dehnen ist für ältere Menschen deshalb so wichtig, weil sie sonst durch die im Alter abnehmende Elastiziät des Gewebes immer unbeweglicher werden und sich dadurch körperlich einschränken müssen. Eine Versteifung hat meist weitreichende negative Folgen für die allgemeine Lebensqualität. Die folgenden Dehnübungen führen Sie auf-recht sitzend durch. Bearbeiten Sie jeweils beide Körperseiten:

■ **Den Kopf zur Seite neigen,** das Ohr in Richtung Schulter führen.

■ **Sich rund machen** und den Kopf zu den Knien ziehen.

■ **Rumpf und Oberkörper** langsam drehen, dann wieder zur Mitte zurückbewegen.

■ **Die Arme** mehrmals hintereinander abwechselnd nach oben strecken, wie ein Griff nach den Sternen.

■ **Die Beine grätschen,** die Knie mit den Händen sanft noch etwas weiter nach außen drücken.

■ **Zurückgelehnt den Unterschenkel heben,** mit beiden Händen am Fußgelenk umfassen und sanft in Richtung Gesäß ziehen.

Machen Sie solche Dehnübungen immer nur kurz, dafür aber öfter. Die Dehnung sollte jeweils mindestens eine Minute gehalten werden. Wenn Sie Schmerzen verspüren, beenden Sie die Übung. Nehmen Sie sich Zeit für Ihr kleines Programm, konzentrieren Sie sich darauf und entspannen Sie dabei. Halten Sie den Atem nicht an, lassen Sie ihn fließen.

> *Um herauszufinden, wie viel Sie sich täglich bewegen, können Sie die Bewegungstabelle auf Seite 121/122 (Typ3, »Gesundheitsbewusster«) zu Hilfe nehmen. Erreichen Sie 40 Punkte am Tag? Das wäre optimal.*

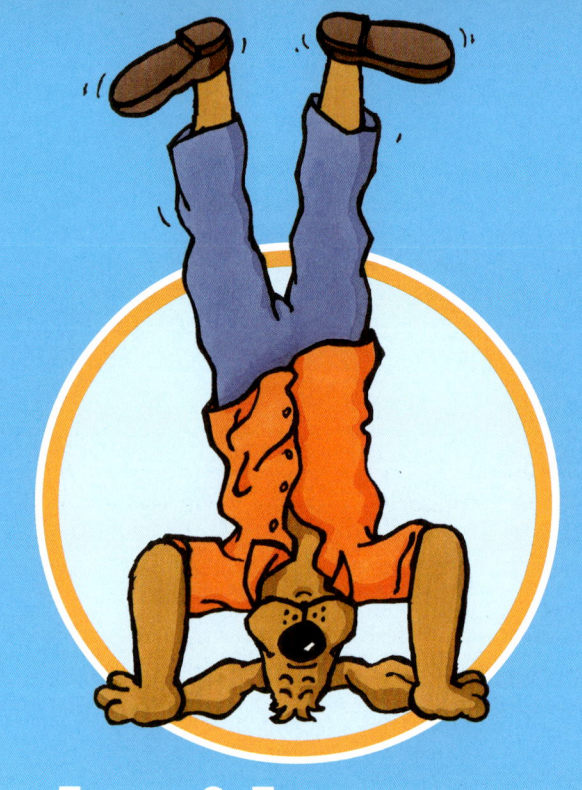

Bleiben Sie

gesund

Heilkraft aus der Bewegung

Optimale Verteidigung:
Die Abwehr stärken

Sind Sie oft erkältet? Wenn es im letzten Jahr mehr als zwei- bis dreimal passierte, Sie mit einer chronischen Nebenhöhlenentzündung oder immer wiederkehrender Bronchitis herumlaborieren, ist Ihr Immunsystem im Keller. Lassen Sie sich vom Hausarzt durchchecken, und kurbeln Sie Ihre Immunpower an.

Die drei Säulen eines intakten Immunsystems

Kann der Doktor keine chronischen Prozesse und damit auch keine organischen Ursachen für Ihre Beschwerden finden, ist es an der Zeit, dass Sie Ihre Abwehr ankurbeln, um dem nächsten Virenangriff Paroli bieten zu können. Auch ständig erneut auftretende Herpesinfektionen, Abgeschlagenheit, erhöhte Allergiebereitschaft und Anfälligkeit für Virusinfektionen sind Hinweise auf eine schwache Abwehr.

Wie können Sie sie stärken? Es ist gar nicht so schwer, wenn Sie die drei Grundpfeiler einer gut funktionierenden Abwehr kennen, den Schlüssel zur Gesundheit: ausgewogene Ernährung, ausreichende Bewegung und die nötige Gelassenheit.

Innere Ausgeglichenheit

Ein hektischer Lebensstil erhöht langfristig die Cortisolproduktion der Nebennierenrinde und reduziert damit die Produktion wichtiger Abwehrzellen wie z. B. der Lymphozyten. Cortisol unterdrückt außerdem die Ausschüttung von Interleukinen und Lymphokinen, die als wichtige Botenstoffe der körpereigenen Abwehr fungieren und bei der Entstehung von Autoimmunprozessen eine zentrale Rolle spielen. Stress macht auch anfälliger für psychische Erkrankungen und erhöht das Risiko, an einer Depression zu erkranken.

Unser Gesundheits-Tipp: Die gefährlichsten Immungegner ausschalten

- Stress: Er schwächt Ihren Körper in jeder Hinsicht und reduziert Ihre Abwehrkräfte.

- falsche Ernährung: Sie zieht einen Mangel an Mineral- und Vitalstoffen nach sich. Essen Sie wenig Fett, wenig raffinierten Zucker, dafür aber viel Obst, Gemüse und Vollkornprodukte.

- Mangel an Bewegung: Wer fortwährend inaktiv ist, neigt zu Übergewicht und baut außerdem das Stresshormon Cortisol langsamer ab.

Reduzieren Sie daher Ihre Stressauslöser, ändern Sie Ihren bisherigen Lebensstil und planen Sie regelmäßig Zeit für Entspannungstechniken ein. Nehmen Sie notfalls professionelle Hilfe in Anspruch.

Ausgewogene Ernährung

Essen Sie zu einseitig und womöglich noch zu viel Zucker, Fett und Fleisch, so schwächt das Ihren Körper langfristig. Eine solche Ernährungsweise bringt Mineral- und Vitalstoffdefizite mit sich, die wiederum für die Abwehr zuständig sind. Ihr Körper hat dann sozusagen nicht genügend Brennstoffe zur Verfügung, um Abwehrzellen zu mobilisieren und Zellfunktionen in Gang zu bringen. Wie Sie es besser machen können, wie Sie sich gesund und richtig ernähren, haben Sie bereits im Kapitel »Bewegung und Ernährung« (siehe Seite 28) gelesen.

Jeden Tag viel Wasser trinken

Gewöhnen Sie sich an, mehr zu trinken. Zwei Liter täglich sollten es mindestens sein. Nicht mit eingeschlossen sind hier Kaffee, Schwarzer Tee und Alkoholisches. Steigen Sie auf stilles, natriumarmes Mineralwasser und Kräutertees um. Durch eine erhöhte Trinkmenge spülen Sie Viren und Bakterien aus Ihrem Körper heraus und reinigen Ihr Blut- und Lymphsystem.

>> *Über frisch gepresste Säfte aus Orangen, Kiwis und Zitrone versorgen Sie Ihren Organismus mit immunstärkendem Vitamin C.*

Festsitzender Schleim, etwa bei Bronchitis, Nasennebenhöhlenentzündungen oder allergischen Erkrankungen, wird durch eine hohe Flüssigkeitszufuhr wieder locker und kann leichter abtransportiert werden.

Regelmäßige Bewegung

In unserer heutigen »Sitzgesellschaft« kommen bei vielen Menschen körperliche Aktivitäten zu kurz. Zu groß sind Stress und Leistungsdruck, die ihnen wichtige Zeit rauben, in der sie Sport treiben könnten. Dies führt dazu, dass Stresshormone noch langsamer abgebaut werden (siehe Seite 91), dass der Grundumsatz niedriger ist und sich langfristig mehr Fettpölsterchen an Bauch und Hüften festsetzen. Regelmäßige moderate Bewegung jedoch reduziert den Stresshormonspiegel im Blut, kurbelt die Produktion von Abwehrzellen an und kann freie Radikale, die für die Krebsentstehung mitverantwortlich gemacht werden, besser in Schach halten. Auf lange Sicht schützt das vor wiederkehrenden Infekten.

Genug frischen Sauerstoff tanken

Am besten werden Sie zwei- bis dreimal in der Woche jeweils 30 Minuten aktiv. Sehr wirkungsvoll ist ein Training in freier Natur bei jedem Wetter. Es bereitet Sie optimal auf den nächsten Virenangriff vor. Radfahren, Nordic Walking, Joggen oder Wandern sind wunderbare Möglichkeiten, um das Immunsystem zu stärken. Sie bringen obendrein noch Spaß, vor allem dann, wenn Sie das Naturerlebnis mit dem Partner, mit der Familie oder mit Freunden teilen. Auch bei chronischen Erkrankungen, die oft mit einer erhöhten Infektanfälligkeit einhergehen, kann Bewegung an frischer Luft zu einer richtigen Vitalquelle werden und Ihnen wieder neue Lebenskraft schenken.

Das Plus an Sauerstoff, der für bedeutende Zellfunktionen und die Produktion von Abwehrstoffen benötigt wird, weitet die Blutgefäße optimal und ebnet so den Weg für den Abtransport von Gift- und Schlackenstoffen. Zahlreiche Studien haben gezeigt, dass regelmäßige, moderate Bewegung die Anzahl der Lymphozyten und Interleukine, die für die Körperabwehr wichtig sind erhöht, und dadurch die Infektanfälligkeit dauerhaft reduziert. Ein Grund mehr also, endlich die Laufschuhe zu schnüren und loszulegen!

Übertreiben Sie es bitte nicht

Übernehmen Sie sich aber bei Ihren sportlichen Aktivitäten nicht, Ehrgeiz ist hier fehl am Platz. Denn wussten Sie schon, dass übertriebenes Training mit extrem hohem Sauerstoffverbrauch die Bildung der gefürchteten freien Radikale fördert? Finden Sie daher ein gesundes Maß an Bewegung, walken Sie beispielsweise nur so schnell, dass Sie sich noch bequem mit Ihrer Freundin oder Ihrem Freund unterhalten können. Machen Sie zwischen den einzelnen Trainingseinheiten immer mindestens einen Tag Pause, damit Muskeln und Stoffwechsel regenerieren können.

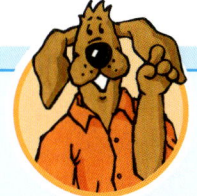

Stärkt die Abwehr: Kneipp'sche Immunkraftdusche nach dem Sport

Wenn Sie verschwitzt vom Walking oder Radfahren nach Hause kommen, können Sie durch Wechselduschen, das schon Pfarrer Kneipp durchführte, langfristig etwas für Ihr Immunsystem tun:

Duschen Sie zunächst wie gewohnt. Am Ende des normalen Duschvorgangs reduzieren Sie die Temperatur auf lauwarm und wandern dabei mit dem Wasserstrahl vom rechten Fuß zum rechten Oberschenkel, dann vom linken Fuß zum linken Oberschenkel. Jetzt sind die Arme dran, erst rechts, dann links. Zum Schluss fließt das Wasser langsam über Bauch, Brust und Gesicht.

Nun reduzieren Sie die Temperatur auf kühl bis kalt und führen den Wasserstrahl wie oben beschrieben am Körper entlang, dann wieder warm.

Diesen Wechsel von kalt auf warm sollten Sie etwa zwei- bis dreimal durchführen. Hören Sie mit warmem Wasser auf. Sie werden schon nach kurzer Zeit merken, dass Sie nicht mehr so oft frieren, kaum noch kalte Hände und Füße haben und weniger anfällig für Infekte sind.

Gute Vorsorge:
Herz und Kreislauf kräftigen

Fast alle Risikofaktoren, die im Laufe des Lebens irgendwann zu einer Herz-Kreislauf-Erkrankung führen können, lassen sich durch Änderung des Lebensstils ganz oder zumindest erheblich reduzieren. An erster Stelle steht hier die körperliche Aktivität. Was Sie noch alles tun können, lesen Sie jetzt.

Gründe für die Entstehung einer Herzerkrankung

In den westlichen Industrieländern sind Herz-Kreislauf-Erkrankungen immer noch Todesursache Nummer eins – und das ist zum größten Teil Ergebnis unseres Lebensstils. Die Wahrscheinlichkeit, irgendwann einmal eine koronare Herzerkrankung zu entwickeln, beträgt für Männer nahezu 50, für Frauen immerhin 32 Prozent.

Dabei ließe sich die Gefahr, an einem Schlaganfall, einer Herz-Kreislauf-Erkrankung wie Bluthochdruck oder Angina pectoris zu erkranken sowie einen Herzinfarkt zu erleiden, um ein Vielfaches reduzieren, wenn die wichtigsten Risikofaktoren ausgeschaltet würden. Rauchen, Übergewicht und zu wenig Bewegung sind nur drei davon, die Sie aber ganz problemlos vermeiden können.

Unser Herz-Kreislauf-Tipp: Fangen Sie bei sich selbst an

- Vorbeugung ist sehr wichtig, damit Sie keine koronare Herzerkrankung bekommen. Auch wenn Sie vielleicht lieber die Umwelt verändern würden, sollten Sie doch bei sich selbst anfangen und gleich ein neues Lebenskonzept entwickeln.

- Testen Sie, welche Risikofaktoren auf Sie zutreffen. Werfen Sie alle Zigaretten weg, ernähren Sie sich cholesterin- sowie fettarm und beginnen Sie gleich mit der Bewegung.

Übergewicht: bitte abbauen

Nach einer Studie des Robert-Koch-Instituts werden 80 Prozent der Männer und 77 Prozent der Frauen im Laufe ihres Lebens übergewichtig. Besonders kritisch ist es, wenn die Gewichtszunahme zwischen dem 30. und 50. Lebensjahr erfolgt. Wie hoch das Risiko für einen Herzinfarkt ist, lässt sich unter anderem durch den Bauchumfang ermitteln (Internetadresse siehe Seite 125). Unabhängig von der Körpergröße gilt: Ab einem Umfang von mehr als 88 Zentimetern bei Frauen und 102 Zentimetern bei Männern wird es heikel. Spätestens dann ist Abspecken angesagt (siehe Seite 33). Gemessen wird der Bauchumfang zwischen dem untersten Rippenbogen und den Beckenknochen – in halb ausgeatmetem Zustand.

Diabetes: mehr Bewegung

Schätzungen zufolge leiden mindestens acht Millionen Deutsche an Diabetes mellitus. Der permanent hohe Blutzuckerspiegel ist ein echter Gefäßkiller. Da es kaum Frühsymptome gibt, ist die Zuckerkrankheit bei mangelnder Vorsorge eine wahre Zeitbombe. Die Wahrscheinlichkeit, an Diabetes zu erkranken, hängt sowohl von der Erbanlage als auch von der Lebensführung ab: Die Hauptursachen sind über viele Jahre bestehendes Übergewicht und Bewegungsmangel. Lassen Sie auf jeden Fall regelmäßig beim Hausarzt Ihre Blutwerte überprüfen!

Rauchen: ab sofort verboten

Durch die Verengung der Gefäße treibt Nikotin den Blutdruck in die Höhe und steigert somit massiv das Risiko, an einem Herz Kreislauf Leiden zu erkranken. Außerdem erhöht Rauchen deutlich das Lungenkrebsrisiko. Wussten Sie eigentlich schon, dass dieses nach einem Jahr Nikotinenthaltung bereits um die Hälfte gesunken ist? Bei Frauen, die rauchen, wird die Gefahr, einen Schlaganfall oder einen Herzinfarkt zu bekommen, durch die regelmäßige Einnahme von östrogenhaltigen Ovulationshemmern, also der Anti-Baby-Pille, sogar noch verstärkt.

Bluthochdruck: Stress meiden

Rund 60 Prozent aller Patienten, die einen Herzinfarkt erleiden, haben mit erhöhtem Blutdruck zu kämpfen. Bluthochdruck (Hypotonie) gilt außerdem als Hauptrisikofaktor für Hirnblutungen, die zur Schlaganfall-Symptomatik führen. Daher gilt es, den Blutdruck immer wieder zu überprüfen, sowohl beim Hausarzt als auch zu Hause. Es gibt einfach zu handhabende Messgeräte, mit denen Sie Ihren Blutdruck selbst kontrollieren können.

Falls Sie übergewichtig sind, sollten Sie unbedingt abnehmen! Möglicherweise reguliert sich Ihr Blutdruck dann von selbst.

Da sich Bluthochdruck nur selten mit Kopfschmerzen oder Ohrensausen, innerer Unruhe oder Schlafstörungen bemerkbar macht, wissen viele gar nicht, dass sie eigentlich behandelt werden müssten. Manche Patienten sind aber auch trotz bekannter Diagnose nur unzureichend eingestellt. Lassen Sie Ihre Medikation unbedingt regelmäßig kontrollieren!

Cholesterin: Kontrolle ist gut

Die Cholesterinwerte bleiben das Maß der Dinge, auch wenn inzwischen weitere Parameter wie das C-reaktive-Protein (CrP) und das Homocystein Hinweise auf eine Schädigung der Blutgefäße liefern können. Ein größeres Augenmerk dagegen muss man auf den Blutfettspiegel legen, denn in der Altersgruppe über 40 hat mehr als die Hälfte der Menschen in den westlichen Industrieländern Gesamtcholesterinwerte über 200 mg/dl. Ernährungsbedingte Erhöhungen der sogenannten Triglyzeride, einer weiteren Blutfett-Fraktion, sind ebenfalls sehr häufig. Diese sollten, genauso wie der anzustrebende Gesamtcholesterinwert, jedoch unter 200 mg/dl liegen, bei erhöhtem Risiko, z. B. bei Diabetes mellitus, sogar unter 150 mg/dl.

Bessere Blutfettwerte durch Sport

Die gute Fraktion des Cholesterins, der HDL-Wert, der erfreulicherweise durch Bewegung deutlich erhöht werden kann, sollte bei Männern über 40 mg/dl liegen, bei Frauen über 50 mg/dl. Das »schlechte« LDL-Cholesterin, welches das Arterioskleroserisiko weiter vorantreibt, muss individuell angepasst sein. Für Patienten mit hohem Risiko, eine koronare Herzerkrankung zu bekommen, oder bei bereits bestehender Herzkrankheit wird seit kurzem eine Senkung unter 100 mg/dl empfohlen; alle anderen sollten jedoch nicht über 140 bis 150 mg/dl liegen, besser noch sind Werte unter 130 mg/dl.

Bewegungsmangel: muss wirklich nicht sein

Mittlerweile haben zahlreiche Studien ergeben, dass körperliche Inaktivität eine entscheidende Rolle bei der Entstehung der koronaren Herzerkrankung spielt. Dieser Risikofaktor wird nach wie vor unterschätzt, denn die meisten Menschen meinen, dass sie sich genug bewegen. Sie wissen aber nicht, wie viel Bewegung der Mensch wirklich braucht und wie gut wohldosierter Sport bei einer Herzkrankheit wirken kann (siehe Seite 104).

Erblast: lässt sich verringern

Wenn bei Familienangehörigen ersten Grades – vor dem 55. Lebensjahr bei Männern und vor dem 65. Lebensjahr bei Frauen – ein Herzinfarkt oder Schlaganfall bekannt ist, sollten Sie frühzeitig Ihre Risikofaktoren checken lassen. Denn in diesem Fall könnte eine genetische (anlagebedingte) Komponente mit im Spiel sein.

Aber keine Sorge, das muss nicht heißen, dass Sie früher oder später unbedingt an einer Herz-Kreislauf-Erkrankung leiden werden. Durch konsequentes Ausschalten der weiteren genannten Risikofaktoren vermindern Sie eine familiäre Vorbelastung.

Fallbeispiel

Günther W., 48 Jahre, Versicherungsmakler
Günther W. kam zum Routine-Check in die Sprechstunde und sagte, er fühle sich ab und zu schlapp, hätte außerdem viel Stress im Beruf. Oft bliebe nur am Feierabend Zeit für eine richtige Mahlzeit, von Bewegung ganz zu schweigen. Es stellte sich heraus, dass seine Mutter früh an einem Herzinfarkt gestorben ist. Der Vater, 83-jährig, lebt noch, litt jedoch an Bluthochdruck, Diabetes mellitus und Übergewicht.

Die Laborwerte von Günther W. ergaben ein viel zu hohes Gesamtcholesterin, auch der Blutdruck war erhöht. Zudem zeigte die Waage acht Kilo Übergewicht an. Hier war eine Art Grundsanierung fällig. Günther W. sah ein, dass sein Körper eine tickende Zeitbombe war. Während er sein Leben umkrempelte, wurde er von mir ärztlich betreut. Er meldete sich für einen Walking-Kurs an und schnürte zusätzlich zweimal in der Woche die Laufschuhe. Mit der Bewegung änderte sich sein Ernährungsverhalten, das Bewusstsein für den eigenen Körper kam zurück. Günther W. achtete nun auf wenigstens eine richtige Pause am Tag, er griff zu gesunder, fettarmer Nahrung. Nach einem halben Jahr hatte sich sein Körpergewicht reduziert, die Blutfettwerte waren besser. Vor allem das neue Lebensgefühl und die höhere Belastbarkeit überzeugten meinen Patienten endgültig.

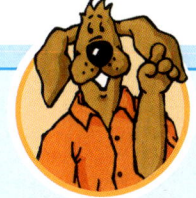

Bitte beachten: Wichtige Checkliste für ein effektives Herzschutztraining

Die richtige Ausrüstung: Sie benötigen gute Laufschuhe, atmungsaktive Kleidung; das richtige Fahrrad ist unerlässlich, damit Sie keine Rückenprobleme bekommen und Ihre Gelenke nicht unnötig belastet werden.

Nur in gesundem Zustand trainieren: Bei Grippe oder Fieber sollten Sie so lange pausieren, bis alle Symptome verschwunden sind.

Nicht nach dem Essen: Direkt nach den Mahlzeiten bitte keine sportlichen Aktivitäten! Warten Sie etwa zwei Stunden, bevor Sie loslegen.

Vorher Aufwärmen: Beginnen Sie Ihr Training immer mit einer Aufwärmphase, z. B. Gehen, Arm- und Hüftkreisen, und hören Sie ähnlich auf. So vermeiden Sie Zerrungen und bereiten den Kreislauf auf die Belastung vor.

Wenn nötig unterbrechen: Bei Beschwerden wie Brustenge (Angina pectoris), starker Atemnot, Schwindel oder Unwohlsein sollten Sie Ihr Training sofort unterbrechen und es erst nach einer ausgiebigen ärztlichen Untersuchung wieder aufnehmen.

Genügend trinken: Achten Sie auf eine ausreichende Trinkmenge, besonders vor und nach dem Training.

Regelmäßige Pausen: Legen Sie immer wieder Pausen ein, etwa Gehpausen beim Joggen, wenn Sie nicht gut drauf sind. Ihre Belastungsfähigkeit hängt auch vom Bioryhthmus ab (siehe Seite 33).

Risikofaktoren durch körperliche Aktivität mindern

Fast alle aufgeführten Risikofaktoren lassen sich durch eine Änderung des Lebensstils ganz oder zumindest erheblich reduzieren. An erster Stelle steht die Aktivität. Die meisten Menschen sind ständig in Bewegung, z.B. Hausfrauen, die den ganzen Tag auf den Beinen sind oder Berufstätige, die jeden Morgen vom Parkplatz ins Büro und dort mehrfach täglich über lange Flure gehen. Diese Form der Bewegung ist auf jeden Fall besser als gar keine. Aber um Zivilisationskrankheiten wie Herzinfarkt oder Schlaganfall vorzubeugen, dürfen Sie ruhig noch aktiver sein. Gerade zur Vorbeugung der koronaren Herzkrankheit ist Bewegung ideal.

Schwimmen nur für Gesunde

Als Bewegungsformen am besten geeignet sind flottes Spazierengehen, Walking, Radfahren oder leichtes Joggen. Wenn Sie bereits an einer Herzerkrankung leiden, sollten Sie mit Schwimmen vorsichtig sein, denn durch den Kaltwasserreiz besteht die Gefahr einer Herzrhythmusstörung. Für körperlich Gesunde jedoch ist Schwimmen die ideale Krankheitsvorbeugung, wobei Thermalbäder wiederum ungünstig sind, da sie den Kreislauf doppelt belasten.

Regelmäßige Pulskontrolle

Die Pulsfrequenz pro Minute während der Bewegung sollte bei 55 bis 65 Prozent der maximal erreichten Herzfrequenz liegen. Besprechen Sie dies auf jeden Fall vorher mit Ihrem Arzt. Als Faustregel gilt, dass die maximale Pulsfrequenz pro Minute bei 180 minus Lebensalter liegt, anfangs noch etwas darunter (siehe Seite 36). Am besten legen Sie sich eine Pulsuhr zu, mit der Sie Ihren Herzschlag kontrollieren.
Für eine gezielte Prävention spielt es auch eine Rolle, wie häufig Sie sich bewegen. Die »Deutsche Gesellschaft für Kardiologie« empfiehlt eine mindestens 30 bis 45 Minuten anhaltende körperliche Aktivität mit dem oben genannten Puls an drei bis vier Tagen in der Woche. Darüber hinaus sollten Sie noch andere Bewegungsmöglichkeiten in Beruf und Alltag nutzen.

Unser Bewegungs-Tipp: Alltagsaktivitäten objektiv messen

- Während es bisher für den Sport nur die bewährten Pulsfrequenzuhren mit Brustgurt gibt, die Fitnesszustand, Pulsfrequenz, Kalorienverbrauch und mehr anzeigen, gibt es nun eine Aktivuhr von der Firma POLAR, die ohne Brustgurt funktioniert. Sie misst alle gesundheitsfördernden Bewegungsaktivitäten für einen Tag, eine Woche oder länger. Sie errechnet die aktive Bewegungsintensität in fünf Zonen: langsames Gehen, Gehen, rasches Gehen, Laufen, schnelles Laufen, außerdem die verbrauchten Kalorien.

- Die Aktivuhr verfügt zusätzlich über einen Höhenmesser sowie ein Thermometer und Barometer.

Von Erkältung bis Krebs:
Heilen durch Bewegung

Wohldosierte und regelmäßige Bewegung hilft bei nahezu allen Gesundheitsbeschwerden, besonders bei langandauernden und chronischen Beeinträchtigungen, welche die Lebensqualität einschränken. Wer sportlich aktiv ist, bleibt oder wird nicht nur gesund, sondern ist auch besser drauf.

Zahlreichen Beschwerden den Garaus machen

Aus vielen Untersuchungen geht hervor, dass körperliche Aktivität auch die Seele anhaltend positiv beeinflusst. Bei einer Studie aus dem Jahr 2006, die an der Universität von Michigan durchgeführt wurde, beobachtete man an 120 Probanden, die regelmäßig dreimal in der Woche joggten, eine Zunahme des Selbstbewusstseins und der Zufriedenheit. Durch regelmäßige sportliche Betätigung werden auch Sie mental besser drauf sein.

Und das Schöne dabei ist, dass es das Ganze praktisch umsonst gibt. Nur Aufraffen müssen Sie sich selbst. Damit Ihnen dies leichterfällt und Sie wissen, warum Sie aktiv werden sollen, lesen Sie jetzt, bei welchen Beschwerden Sie Bewegung als Heilmittel anwenden und welchen Erkrankungen Sie von vornherein ein Schnippchen schlagen können.

Viel seltener erkältet

Wer regelmäßig draußen in der frischen Luft joggt oder radelt, senkt sein Erkältungsrisiko um ein Vielfaches. Dies geht aus mehreren Studien der letzten Jahre hervor. Die Zahl der Abwehrzellen steigt, Infektionen heilen schneller aus, auch Wunden oder Abszesse verschwinden rascher, wenn unser Immunsystem auf Trab gebracht wird.

Unser Gesundheits-Tipp: Herumlümmeln ist tatsächlich erlaubt

- Wie sitzen Sie am Schreibtisch? Stets in der gleichen Position, mit hängenden Schultern, den Kopf nach vorne geschoben? Wer länger als 30 Minuten in der gleichen Haltung verharrt, riskiert Nacken- und Rückenbeschwerden.

- Richtigen Sie sich zwischendurch auf, kreisen Sie die Schultern, spannen Sie Arme und Beine an und lassen Sie wieder los. Sie dürfen sich sogar immer wieder hängenlassen, das bringt Bewegung in Ihren (Sitz-)Alltag.

Weniger Rückenprobleme

Mehr als die Hälfte der Deutschen leidet innerhalb eines Jahres an Rückenschmerzen. Diese haben verschiedene Ursachen, bei vielen rühren sie von zu langem Sitzen oder Stehen im Berufsalltag her. Allerdings sind langwierige, aufwendige und teure Behandlungen oft unnötig, wenn sich die Betroffenen ausreichend bewegen, wenn sie regelmäßig Gymnastik wie beispielsweise Pilates machen, guter Stimmung sind und positiv denken.

Osteoporose-Vorbeugung

Wer im Alter nicht unter Knochenschwund leiden will, sollte schon in jungen Jahren auf die richtige Ernährung und viel Bewegung achten. »Weniger vor dem Fernseher und Computer sitzen, dafür aber aktiver sein und sich an der frischen Luft aufhalten«, lautet die Devise. Auch für Ältere ist es nicht zu spät: Ausdauerbewegungen wie flottes Spaziergehen, kombiniert mit dosierten Muskelübungen und ausreichender Kalziumzufuhr, verhindern ein Ausbrechen oder Fortschreiten der Krankheit.

> *Wenn Sie sich viel im Freien aufhalten, kann Ihr Körper genügend Vitamin D bilden, das nötig ist, um Kalzium in die Knochen einzulagern.*

Wenn Sie als Frau über 65 und als Mann über 70 Jahre alt sind, sollten Sie regelmäßig eine Messung der Knochendichte durchführen lassen. Sprechen Sie darüber mit Ihrem Hausarzt. Eine solche Messung kann die Krankheit noch vor dem Auftreten von Knochenbrüchen entlarven.

Testen Sie Ihr Osteoporoserisiko

Betrachten Sie sich einmal im Spiegel: Haben Sie eine für Ihr Alter sehr faltige Gesichtshaut? Wenn ja, sollten Sie die Knochendichte vorsichtshalber messen lassen. Ihre Körpergröße entspricht ungefähr dem Abstand von Fingerspitze zu Fingerspitze bei ausgebreiteten Armen. Nimmt Ihre Größe im Verhältnis zur Armspannweite ab, besteht Knochenschwundgefahr! Rauchen Sie, leiden Sie unter einer chronischen Darmerkrankung und/oder gibt es in Ihrer Familie mehrere Fälle von Osteoporose? Auch dann sollten Sie Ihre Knochendichte untersuchen lassen.

Depressionen und Co.

Eine neuere Untersuchung der Medizinischen Hochschule Hannover hat ergeben, dass regelmäßiger, dosierter Ausdauersport – zum Beispiel Lauftraining – bei leichten bis mittelschweren Depressionen positive Wirkungen haben kann, die sogar mit Medikamenten vergleichbar sind. Auch Menschen mit Angststörungen und Panikattacken profitieren von regelmäßiger Bewegung, sie werden ruhiger und selbstsicherer. Angstsymptome wie Zittern, kalter Schweiß und/oder Schwindel nehmen ab, das Selbstvertrauen steigt wieder. Langfristig sinkt das Anspannungsniveau deutlich.

Das Krebsrisiko verringern

Regelmäßiges Ausdauertraining mindert nachweislich die Gefahr, an Krebs zu erkranken. Vor allem das Risiko, Darm-,

Prostata- oder Brustkrebs zu bekommen, wird deutlich gesenkt. Dies ist mittlerweile durch Studien wissenschaftlich belegt. Bewegung ist nicht nur eine gute Vorbeugung, sondern auch bei bereits ausgebrochener Krankheit ein sehr probates Mittel, um die Lebensqualität zu verbessern und die körpereigene Abwehr zu stärken.

Wechseljahre – Midlife-Crisis

Bei den Frauen sind es die Wechseljahre, beim Mann gibt es dafür (noch) keinen anderen Begriff als »Midlife-Crisis«. Das sind die Jahre zwischen etwa Mitte 40 bis Ende 50. Diese Zeit ist geprägt von hormonellen Schwankungen, gereizter Stimmung, Problemen mit der Potenz und der Libido. Auch hier verschafft Bewegung Abhilfe auf sanfte Art: Hormonschwankungen werden ausgeglichen, Stresshormone bauen sich ab.

Sehbehinderung im Alter

Die sogenannte Makuladegeneration, eine altersbedingte Augenerkrankung, führt zu starker Sehbehinderung bis hin zu Blindheit. In Deutschland sind rund zwei Millionen Menschen davon betroffen. Im Bereich der »Makula« gehen die Zellen der Netzhaut zugrunde, was das Sehen in der Mitte des Blickfeldes herabsetzt. Das Lesen sowie das Erkennen von Gesichtern sind stark beeinträchtigt. Durch Bewegung kann die Krankheit jedoch am Ausbruch gehindert werden. Dies geht aus einer Studie der Universität von Wisconsin aus dem Jahr 2005 an fast 4000 Männern und Frauen hervor. Es wird vermutet, dass regelmäßige Bewegung die Innenwände

der Blutgefäße vor Schäden wie etwa Entzündungsreaktionen schützt.

Walking bei Venenproblemen

Zirka 20 Prozent der Erwachsenen in Deutschland leiden unter Besenreisern oder Krampfadern, die nicht nur aus ästhetischen Gründen störend sind, sondern in einigen Fällen auch einen Risikofaktor für die Entstehung eines Blutgerinnsels oder einer Lungenembolie darstellen. Bewegung wie »Venen-Walking« schafft Abhilfe: Flottes Gehen mit bewusstem Abrollen des Fußes aktiviert die Muskelpumpe und stärkt die Wadenmuskulatur, die wiederum eine entscheidende Rolle beim Rücktransport des venösen Blutes in Richtung Herz spielt. Ist die Muskelpumpe durch

Unser Gesundheits-Tipp: Bewegung aktiviert die grauen Hirnzellen

- Wussten Sie, dass Bewegungstraining auch schlauer macht? Der Grund dafür liegt in der erhöhten Durchblutung des Gehirns und in der verbesserten Sauerstoffaufnahmefähigkeit.

- Außerdem gibt es Hinweise darauf, dass es durch körperliche Aktivität zu einer vermehrten Bildung von Verbindungen zwischen Gehirnzellen, sogenannten Synapsen, kommt. Die Konzentrationsfähigkeit wird besser und das Gedächtnis wieder fit.

Bewegungsmangel verkümmert, versackt das venöse Blut in den Füßen (»Pooling«), es entstehen Krampfadern. Bewegung hat hier also zwei Heilfunktionen: Zum einen wird die Muskelpumpe aktiviert, zum anderen verbessert sich die Gesamtdurchblutung und verhindert somit eine mögliche Gerinnselbildung.

Müdigkeit: Ursachen abklären

Sind Sie häufig müde und ausgelaugt, werden Sie vor allem auch tagsüber von extremer Schläfrigkeit überfallen, sollten Sie dies Ihrem Hausarzt vortragen. Dahinter könnte etwa eine »Narkolepsie« (Schlafkrankheit), das »Burn-out-Syndrom« oder eine andere Krankheit stecken, die behandelt werden muss.
Grundsätzlich ist Bewegung, am besten zwei- oder dreimal in der Woche 30 bis 45 Minuten lang, ein wirksames Mittel gegen vorübergehende Schlaffheit und Müdigkeit, der keine Krankheit zugrunde liegt. Aber auch Menschen, die unter »Narkolepsie« leiden, profitieren nachweislich von dosiertem Ausdauertraining.

Keine Angst vor Allergien

Bewegung hilft der Abwehr gegen Pollen auf die Sprünge. Die Ausschüttung von allergieauslösenden Mediatorstoffen wie den Leukotrienen und Bradykinin wird gedrosselt. Diese positiven Effekte sind allerdings nur bei regelmäßiger und längerfristig angelegter Bewegungstherapie zu beobachten. Ganz besonders wichtig ist auch hier, dass Sie sich mindestens zwei- bis dreimal in der Woche 30 bis 45 Minuten lang bewegen.

> *Leiden Sie im Frühjahr und im Sommer unter Allergien, können Sie durch Schwimmen im Hallenbad dem Pollenflug entgehen.*

Viele Allergiegeplagte müssen gerade während der schönsten Jahreszeit das Freie meiden, um nicht zu viele Pollen einzuatmen. In diesem Fall hilft das Umsteigen auf ein Home-Fitnessgerät, beispielsweise ein Fahrradergometer oder ein Laufband.

Abhilfe bei Ohrgeräuschen

Fast drei Millionen Menschen in Deutschland werden vom sogenannten Tinnitus geplagt. Die hierbei auftretenden Ohrgeräusche beeinträchtigen die Lebensqualität oft erheblich. In chronischen Fällen, wenn die Erkrankung länger als sechs Monate andauert, ist ein vollständiges Abklingen eher selten. Bewegung kann helfen, zusätzlich auftretende Symptome wie Schlafstörungen, Gereiztheit und Verspannungen zu lindern. In einigen Fällen verändert sich durch regelmäßige Aktivität auch das Ohrgeräusch selbst, bedingt durch die verbesserte Durchblutung und die erhöhte Sauerstoffaufnahme. Sie sollten daher mindestens zwei bis drei Termine in der Woche für Ihr Bewegungstraining einplanen und sich 30 bis 45 Minuten am Stück bewegen. Gut geeignet dafür sind flottes Spazierengehen, Radfahren, Walking oder Nordic Walking.

Arthrose rechtzeitig stoppen

Ab dem 60. Lebensjahr hat jeder Dritte in Deutschland gelegentliche oder ständige Gelenkbeschwerden, die durch degenerativen Knorpelabbau verursacht werden. Dabei sind hauptsächlich die großen Gelenke an Knien und Hüften betroffen, aber auch Hand-, Fuß- oder Fingergelenke weisen Alterserscheinungen auf, die oft sehr schmerzhaft sein können und keiner ursächlichen Therapie zugänglich sind. Wichtig zu wissen ist jedoch, dass die Ernährung der Knorpelschicht in den Gelenken eng mit der Be- und Entlastung zusammenhängt, deren Extreme zu vermeiden sind.

Sanfte und regelmäßige Bewegung kann ein Fortschreiten der Arthrose verhindern. Bereits bestehende Beschwerden wie Schwellungen, Bewegungseinschränkung und Versteifungserscheinungen werden durch moderates Bewegungstraining nachhaltig gelindert. Am besten geeignet sind Radfahren in der Ebene, Schwimmen und flottes Gehen oder Walking, anfangs möglichst ohne große Steigungen. Nehmen Sie sich hierfür mindestens zweimal pro Woche 30 Minuten Zeit.

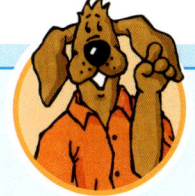

Mit einem regelmäßigen Bewegungsprogramm der Sucht nach Nikotin und Alkohol Paroli bieten

Unsere Gesundheit leidet erheblich unter Genussgiften. Nikotin birgt nicht nur die Gefahr, an Krebs zu erkranken, auch Bluthochdruck, die koronare Herzerkrankung, Gefäßleiden und Beschwerden des Bewegungsapparats gehen oft auf das Konto des Glimmstengels. Bei hohem Alkoholkonsum ist das Krebsrisiko ebenfalls deutlich erhöht, Organe wie Leber und Gehirn werden angegriffen.

Um von diesen Giften schnell loszukommen, bedarf es nicht nur ärztlicher und psychotherapeutischer Betreuung, auch Bewegung ist wichtig. Sie hilft, das neue Lebenskonzept zu untermauern, das verloren gegangene Körpergefühl wiederherzustellen und körperlichen sowie seelischen Tiefs wirkungsvoll zu begegnen. Durch den Abbau von Adrenalin und Noradrenalin und die Ausschüttung von Dopamin und Serotonin wird das Verlangen nach dem Suchtmittel eingedämmt.

Für den Einstieg gut geeignet sind Bewegungsformen wie flottes Spazierengehen, Walking, Nordic Walking, sanftes Joggen, Radfahren oder Schwimmen. Bewegung in freier Natur hat den Vorteil, dass Sie gleichzeitig wieder lernen können, die Flora und Fauna bewusst wahrzunehmen und Grübeleien gar nicht erst aufkommen.

Das Prof.-Bloss-Fitprogramm:
für Herz und Kreislauf

Hohe Blutfettwerte? Zu hoher Blutdruck? Sind Sie müde und ausgelaugt? Besteht zudem eine familiäre Vorbelastung? Da haben wir etwas für Sie: Bewegung als Medizin – zwar nicht auf Rezept, dafür aber ohne Zuzahlung. Und das alles ganz ohne Nebenwirkungen, bis auf das neue positive Lebensgefühl.

Ausdauertraining:

Um Herz und Kreislauf effektiv zu trainieren, sollten Sie mehr als ein Sechstel (etwa 17 Prozent) der gesamten Muskulatur einsetzen. Es reicht also nicht aus, wenn Sie beispielsweise nur Klimmzüge machen, denn dafür bräuchten Sie lediglich Ihre Arme, die nur rund zehn Prozent Ihrer Gesamtmuskulatur umfassen. Beanspruchen Sie möglichst viele Muskeln sowie Arme und Beine. Das ist zum Beispiel beim Nordic Walking und Schwimmen der Fall. Bewegen Sie sich dabei mit mindestens 50 Prozent Ihrer überhaupt verfügbaren Leistungsfähigkeit. Der Anhaltspunkt für den Belastungspuls pro Minute beträgt dabei 180 minus Lebensalter. Liegen Sie weit darüber oder darunter, erzielen Sie kaum einen Effekt für Herz, Kreislauf und Lunge. Mit einem Polar-Herzfrequenzmessgerät können Sie Ihren Pulsschlag pro Minute, aber auch Ihren Fitnesszustand und Ihren Kalorienverbrauch bestimmen.

Geeignete Bewegungsformen:

Yoga, Gymnastik oder muskuläre Gartenarbeit bringen nicht die gewünschte Wirkung. Suchen Sie sich eine zu Ihnen passende Ausdauerbewegungsform: Flottes Spazierengehen, Schwimmen, Radfahren, Walking, moderates Jogging oder auch das Üben auf einem Fitnessgerät, z. B. einem Crosstrainer oder einem Rudergerät, sind sehr gut geeignet, um Herz und Kreislauf in Schwung zu halten. Finden Sie selbst heraus, was Ihnen liegt und langfristig Spaß machen könnte. Wenn Ihnen mehrere Bewegungsarten gefallen, dann wechseln Sie einfach ab. So beanspruchen Sie immer wieder andere Muskelgruppen, was Ihre gesamte Fitness verbessert.

Gutes Zeitmanagement:

Einmal in der Woche 30 Minuten Radfahren ist zwar besser als nichts, aber den gewünschten vorbeugenden Effekt für Herz und Kreislauf erzielen Sie damit nicht. Planen Sie mindestens zwei, besser noch drei Bewegungseinheiten pro Woche ein und wählen Sie möglichst immer die gleichen Wochentage. Radeln, schwimmen oder walken Sie möglichst 30 Minuten am Stück. Auf Dauer können Sie Ihre Strecke dann auch verlängern oder eine Bewegungseinheit pro Woche zusätzlich einlegen.

EXTRA-TIPP:
Geraten Sie öfter mal außer Puste

- **Intervalltraining:** Wenn Sie nach ein paar Wochen schon bewegungsroutiniert sind und Ihr übliches Bewegungstraining aufpeppen wollen, können Sie ein kleines Intervalltraining versuchen. Legen Sie beim Gehen, Walken, Joggen oder Schwimmen für etwa zwei Minuten eine flottere Einheit ein, bei der Sie etwas außer Puste geraten. Der Puls darf dabei aber nicht zu hoch gehen.

- **Positiver Effekt:** Herz und Kreislauf müssen hierbei in kurzer Zeit neue Energie zur Verfügung stellen, was eine nachhaltige Wirkung auf die Sauerstoffversorgung und die kapillare Durchblutung hat. Allerdings sollten Sie dafür schon recht gut trainiert sein. Herz-Kreislauf-Patienten mit Vorerkrankungen sollten diesen Tipp nicht umsetzen.

UNSER GUTER RAT:
Endlich wieder ruhig ein- und durchschlafen

- **Eine meiner Patientinnen** hatte seit längerem große Probleme mit dem Ein- und Durchschlafen. Außerdem wurde sie häufig von Herzklopfen verunsichert. Der Umzug in eine neue Stadt, die Trennung vom Partner vor einem halben Jahr und der Stress als Chefsekretärin in einer großen Firma raubten ihr die nächtliche Ruhe. Sie lag teilweise bis in die frühen Morgenstunden wach und war dann tagsüber völlig gerädert. Nachdem von einem Kardiologen abgeklärt worden war, dass ihr Herz gesund ist und das Herzklopfen wohl seelische Ursachen haben musste, versuchte ich, den Beschwerden auf die Schliche zu kommen. Es stellte sich heraus, dass hinter den Schlafstörungen eine leichte Depression steckte. Neben einer pflanzlichen Medikation, bestehend aus Johanniskraut und Passionsblume, empfahl ich ihr, regelmäßig schwimmen zu gehen oder sich eine andere Möglichkeit zur Bewegung zu suchen. Es war Sommer, und meine Patientin ging dreimal in der Woche morgens gegen sieben Uhr zum Badesee. Sie schwamm etwa eine halbe Stunde. Das empfand sie als so erfrischend, dass sie die Schwimmrunden bereits nach kurzer Zeit nicht mehr missen wollte. Auch der Effekt auf ihre Schlafgewohnheiten und ihre Stimmung ließ nicht lange auf sich warten. Endlich war meine Patientin am Abend wieder müde, denn schließlich hatte sie sich tagsüber bewegt. Das nervöse Herzklopfen zeigte sich immer seltener, bis es ganz verschwand. Ihr wurde klar, dass ihr zur sitzenden beruflichen Tätigkeit ein körperlicher Ausgleich gefehlt hatte. Durch das wohlige Müdigkeitsgefühl am Abend kamen jetzt auch die Gedanken leichter zur Ruhe, und sie konnte ihren privaten und beruflichen Problemen gelassener gegenüberstehen.

> *Bewegung bringt Ihnen ein neues, positives Lebensgefühl. Wie die einzelnen Aktivitäten auf Ihren Körper wirken, lesen Sie in der Tabelle auf Seite 121/122 (Typ 3).*

Das Prof.-Bloss-Fitprogramm:
für Diabetes-Patienten

Wenn der Zucker im Blut dauerhaft zu hoch ist, kann das Leben alles andere als süß sein. Diabetes ist ein Risikofaktor für die koronare Herzkrankheit und sollte daher schon im Anfangsstadium behandelt werden. Jetzt erfahren Sie, welch positiven Einfluss Bewegung auf den Zucker- und Fettstoffwechsel hat.

Übergewicht reduzieren:

Übergewicht ist einer der Hauptentstehungsfaktoren für Diabetes mellitus, Typ 2, von dem in den Industrienationen zehn Prozent aller Menschen über 65 Jahre betroffen sind. Der Typ-2-Diabetiker, in 90 Prozent der Fälle übergewichtig, unterscheidet sich vom meist jungen, normalgewichtigen Typ-1-Diabetiker. Das oberste Ziel beim Typ-2-Diabetes ist, das Gewicht zu normalisieren, denn dadurch kann im Anfangsstadium ein Ausbruch der Krankheit verhindert werden. In späteren Stadien können dann Medikamente eingespart oder überflüssig werden. Regelmäßige moderate Bewegung – am besten dreimal in der Woche je 30 Minuten – kann den Blutzucker und somit auch den Medikamentenbedarf auf Dauer senken.

Kontrolle ist gut:

Der Diabetiker muss vor Beginn eines Bewegungsprogramms öfter eine Blutzuckerkontrolle durchführen und die genaue Planung vorher mit seinem Arzt besprechen, um unvorhersehbare Risiken wie einen Kreislaufkollaps durch Unterzuckerung zu vermeiden. Warnsignale, die eine Unterzuckerung ankündigen, sind Heißhunger, Müdigkeit und Konzentrationsmangel, Zittern der Hände, Schweißausbruch, Unruhe, Nervosität und Herzklopfen. Daher sollten Sie – vor allem, wenn Sie draußen unterwegs sind – immer ein Stück Traubenzucker oder etwas Fruchtsaft bei sich haben.

Bewegungstagebuch führen:

Jedem Diabetiker ist zu raten, ein Tagebuch zu führen, in dem die Körperreaktionen auf die Bewegungseinheiten notiert werden. Dabei ist es wichtig, die jeweilige Ausgangssituation, die Rahmenbedingungen, die eigene Befindlichkeit und sonstige Besonderheiten aufzuschreiben, um bei eventuellen Blutzuckerentgleisungen des Stoffwechsels eine Erklärung zu finden.

Unnötige Risiken vermeiden:

Als Diabetiker sollten Sie darauf achten, Ihre Bewegungseinheiten nie im übermüdeten oder angeschlagenen Zustand (z. B. bei einer Grippe) durchzuführen, das könnte das Risiko der Unterzuckerung bergen. Zu hohe Werte sollten erst normalisiert werden. Liegt der Blutzucker über 350 mg/dl, kommt eine körperliche Belastung zur Blutzuckersenkung nicht in Frage. Erst wenn sich der Zucker durch Insulingabe oder andere Maßnahmen wieder im Normbereich befindet, können Sie an die Aufnahme körperlicher Aktivitäten denken. Dies gilt auch für zu niedrige Werte.

EXTRA-TIPP:
Bewegung dämpft den Hunger

■ **Die Lust auf Süßigkeiten,** Fettreiches oder Sahnespeisen kann durch regelmäßige Bewegung gedrosselt werden.

■ **Gerade für die Gewichtsnormalisierung** ist dies wichtig, denn nur durch die Kombination von veränderter Ernährung und Bewegung purzeln die Pfunde dauerhaft. So bekommen Sie den Diabetes mellitus in den Griff.

UNSER GUTER RAT:
Fit im Alltag: Mit kleinen Tricks sehr viel erreichen

Sie können schon mit geringem Aufwand viel für Ihr tägliches Wohlbefinden und Fit-Gefühl tun. Starten Sie Ihr eigenes kleines Wellnessprogramm:

■ **Beginnen Sie den Tag** mit einem ausgiebigen, vollwertigen Vital-Frühstück, z. B. mit frischem Obst, Haferflocken und fettarmem Joghurt. Das kurbelt die Verdauung und die Entgiftung an.

■ **Auf dem Weg zur Arbeit** können Sie an der Ampel oder beim Warten auf die Bahn die Schultern lockern und kreisen oder Dehnübungen für den Nacken machen.

■ **Statt dehnen können Sie auch bewusst atmen.** Gerade morgens, wenn der Stress losgeht, tut eine kurze Atempause gut: Atmen Sie etwa zwei Minuten lang tief in den Bauch; entspannen Sie dabei das Zwerchfell, und denken Sie an etwas Schönes.

■ **Nehmen Sie im Laufe des Tages** lieber häufiger die Treppe anstelle des Lifts (siehe Seite 18). Diese Bewegungseinheiten kräftigen ganz nebenbei die Muskulatur.

■ **Pausieren Sie während der Arbeit** immer wieder einmal fünf Minuten, um das Fenster weit zu öffnen, alle Muskeln zu lockern, Arme und Beine auszuschütteln. Gleichzeitig lassen Sie Spannung und Stress los, die sich sonst in Nackenschmerzen zeigen könnten.

■ **Leben Sie nach dem Grundsatz** »Lieber wenig tun als gar nichts.« Viele denken: »Wenn ich mich nicht richtig bewege, kann ich es gleich lassen.« Das ist ein Trugschluss. Schon kleine Aktivitäten bringen sehr viel.

» *Bewegung reduziert Übergewicht und kann den Blutzuckerspiegel senken. Sammeln Sie daher Punkte, und orientieren Sie sich an den Tabellen auf den Seiten 119/120 (Typ 2) und 121/122 (Typ 3).*

Das Prof.-Bloss-Fitprogramm:
für ein starkes Immunsystem

Sind Sie häufig erkältet, oder leiden Sie vielleicht unter lästigen Allergien? Dann ist es höchste Zeit, dass Sie Ihr Immunsystem wieder auf Trab bringen. Es genügen oft einfache Mittel, die – regelmäßig angewendet – teure Medikamente oder Behandlungen ersetzen können. Wir zeigen Ihnen jetzt, wie das geht.

Moderate Bewegung:

Regelmäßige, sanfte Bewegung, am besten an der frischen Luft, macht Sie weniger anfällig gegenüber äußeren Umwelteinflüssen. Auch kaltes Wetter, Regen, Nebel oder feuchtes Klima kann Ihnen dann weniger anhaben. Achten Sie dabei auf Kleidung, die dem jeweiligen Wetter entspricht.

Regelmäßiges Muskeltraining:

Forscher an der Universität Innsbruck haben 2003 in einer großflächigen Untersuchung gezeigt, dass bereits 20 Minuten Muskelkräftigung dreimal pro Woche ausreichen, um das Immunsystem zusätzlich auf sanfte Weise zu stärken.

Besser essen und trinken:

Steigen Sie auf leichte, fett- und zuckerarme Nahrung um, und reduzieren Sie Ihren Salzkonsum. Fettes, zuckerhaltiges Essen belastet das Immunsystem und hemmt körpereigene Entgiftungs- und Stoffwechselprozesse. Achten Sie auch auf ausreichend Flüssigkeit (Wasser, Kräutertee und Fruchtsaftschorle), etwa zwei Liter am Tag. Gönnen Sie Ihrem Körper öfter einmal einen Basen- oder Entschlackungstag. Essen Sie dann einen Tag lang nur basenreiche Lebensmittel wie Gemüse, Obst, Reis oder leichte Vollkornprodukte. Erhöhen Sie an diesem Tag Ihre Trinkmenge auf etwa drei Liter. Damit schwemmen Sie Stoffwechselabfallprodukte und Schlacken über die Nieren aus. Sie werden bald weniger anfällig gegenüber Krankheiten sein.

Stärkungsfaktor Zeit:

Negativer Stress ist die Immunabwehrbremse schlechthin. Ein bewusstes Stress- und Zeitmanagement trägt dazu bei, dass Ihr Körper zur Ruhe kommt und genügend Kraft sammeln kann, um äußeren Einflüssen besser gewachsen zu sein. Achten Sie daher auf ausreichend Raum für Pausen und Erholung im Alltag.

Mehr Schlaf:

Zu wenig Schlaf erhöht auf Dauer die Cortisolausschüttung, und das macht krank und dick. Achten Sie daher auf eine ausreichend lange Nachtruhe. Es ist hilfreich, drei Stunden vor dem Schlafengehen nichts mehr zu essen. Wichtig ist auch der Rhythmus: Gegen Schlafstörungen helfen feste Zubettgeh- und Aufstehzeiten, an die Sie sich auch am Wochenende halten sollten.

EXTRA-TIPP:
Geist und Seele entgiften

■ **Auch der Geist** sollte regelmäßig von schlechten und krank machenden Gedanken und Einstellungen gereinigt werden, denn eine negative Sichtweise auf Menschen oder Dinge hat einen nicht unerheblichen Einfluss auf Abwehrvorgänge im Körper.

■ **Nehmen Sie sich einmal am Tag** 15 Minuten Zeit, und begeben Sie sich an einen ruhigen Ort, an dem Sie sich wohlfühlen und entspannen können. Konzentrieren Sie sich dann auf Ihre Atmung, und stellen Sie sich vor, wie alle dunklen und schlechten Gedanken mit Ihrer Ausatmung den Körper und den Geist verlassen. Mit der Einatmung nehmen Sie frischen Sauerstoff und helle, gute Energien in sich auf.

UNSER GUTER RAT:
Die besten Tipps, um die Abwehr dauerhaft zu stärken

Bewegen Sie sich zwei-, besser dreimal in der Woche 30 bis 45 Minuten draußen an der frischen Luft, auch bei schlechtem Wetter. Das bringt die Abwehrzellen auf Trab und härtet ab. Anfangs ist es gut, sich mit einem Freund oder einer Freundin zu verabreden. Das hilft, um Motivationstiefs zu überbrücken.

■ **Achten Sie** während Ihrer Bewegungseinheiten bewusst auf Ihre Atmung. Atmen Sie durch die Nase ein und durch den Mund aus. Diese Technik garantiert vor allem bei sehr kalter Luft eine Schonung der Bronchien. Die bewusste Atmung trainiert Ihre Lungen und befördert Krankheitserreger nach draußen.

■ **Nach dem Bewegungsprogramm** bitte gleich duschen, sonst kühlen Sie unnötig aus und das Erkältungsrisiko steigt. Gut ist es, auf atmungsaktive Trainingskleidung umzusteigen, damit die Haut den Schweiß leichter nach außen abgeben kann.

■ **Tanken Sie einmal am Tag** mindestens 15 Minuten lang Licht, am besten in der freien Natur. Licht beeinflusst über verschiedene Botenstoffe hormonelle Abläufe im Körper sowie das Immunsystem. Im Winter können Sie auch künstliche Lichtquellen nutzen, vor allem wenn Sie an saisonalen depressiven Verstimmungen leiden.

■ **Gehen Sie regelmäßig** einmal in der Woche in die Sauna. Das stärkt nicht nur Herz und Kreislauf, sondern auch die Immunabwehr.

❯ *Durch viel Bewegung an frischer Luft, vor allem bei Wind und Wetter, bringen Sie Ihr Abwehrsystem wieder auf Trab. Die Tabellen ab Seite 118 helfen.*

Das Prof.-Bloss-Fitprogramm:
für einen starken Rücken

Wer kennt es nicht, das »Kreuz mit dem Kreuz«. Die häufigsten Gründe für Krankschreibungen sind mittlerweile akute oder chronische Rückenschmerzen. Dass Ihre Rückenprobleme chronisch werden und Ihre Lebensqualität darunter leidet, muss nicht sein, denn Sie können selbst aktiv etwas dagegen tun.

Regelmäßige Bewegung:

Täglich zehn Minuten Bewegung reichen, um Rückenschmerzen vorzubeugen. Reservieren Sie eine feste Tageszeit für Ihr Programm, etwa morgens vor dem Frühstück oder abends nach der Arbeit. Es kommt nicht auf eine spezifische Gymnastik an, sondern darauf, dass Sie überhaupt aktiv etwas für den Rücken tun. Außerdem sollten Sie gymnastische Übungen, welche die Lendenwirbelsäule belasten, vermeiden. Dazu gehören ruckartiges Bauchmuskeltraining und Klappmesser.

Loslassen:

Die meisten Verspannungen im Nacken- und Lendenwirbelsäulenbereich, die ein chronisches Schmerzerleben fördern, rühren von einem hohen Anspannungsniveau auf körperlicher wie auch auf seelischer Ebene her. Eine Entspannungstechnik leistet hier gute Dienste. Besonders gut eignet sich für Rückenpatienten die progressive Muskelrelaxation nach Jacobson (siehe Seite 54), die alle großen Muskelgruppen einbezieht und das Anspannungsniveau im Körper dauerhaft reduziert.

Rückenschule:

Auch für den Rücken können Sie Grundkenntnisse erwerben, die Sie dann in allen Lebenslagen anwenden. Besuchen Sie eine sogenannte Rückenschule, die von vielen Krankenkassen, Volkshochschulen und Sportvereinen angeboten wird. Meist umfassen die Kurse etwa sechs bis acht Sitzungen, in denen Sie viel Wissenswertes über die Anatomie Ihres Rückens, seine Funktion und Krankmachendes erfahren.

Dynamik im Alltag:

Bewegen Sie sich viel, nehmen Sie die Treppe statt den Aufzug (siehe Seite 18) und erledigen Sie kleine Besorgungen zu Fuß. Lassen Sie das Auto häufiger stehen, und fahren Sie mit dem Rad. Gehen Sie außerhalb Ihres Bewegungstrainings (zwei- bis dreimal in der Woche etwa 30 Minuten) ab und zu spazieren.
Lernen Sie, dynamisch zu sitzen (siehe Seite 99). Der Wechsel vom aufrechten Sitzen zur »Lümmelposition« ist sehr wichtig. Wenn Sie am Schreibtisch arbeiten, sollten Sie immer wieder zwischendurch aufstehen, das Fenster öffnen und Arme sowie

Beine lockern. Das beugt Muskelverspannungen vor und lindert bereits bestehende Rückenschmerzen.

EXTRA-TIPP:
Rückenschonende Bewegungen

- **Schwimmen:** Vor allem Brustkraulen oder Rückenschwimmen pflegen Ihr Rückgrat. Nicht zu empfehlen ist das konventionelle Brustschwimmen, denn hier steht die Lendenwirbelsäule unter hoher Belastung.

- **Laufen:** Für Rückenpatienten ideal ist das Spazierengehen auf weichem Untergrund, z. B. im Wald. Betonierte, harte Wege sind eher zu meiden, denn dadurch erfahren die Bandscheiben eine verstärkte Kompression.

- **Radfahren:** Es ist dann für den Rücken stärkend, wenn Sie darauf achten, dass Sie nicht zu tief oder zu hoch sitzen. Als Faustregel gilt, dass Sie die Pedale im Sitzen (ohne dass Sie fahren) mit dem Fuß locker erreichen und die Knie dabei fast gestreckt sind. Machen Sie Dehnübungen vor und nach einer Radtour, vor allem für Nacken und Beine.

UNSER GUTER RAT:
Grundregeln fürs rückengesunde Heben und Tragen

- **Die alltäglichen Belastungen** für den Rücken werden gerne unterschätzt, obwohl sie manchmal weitreichende Folgen haben. Die beste Gymnastik nützt nicht viel, wenn Sie die Auslöser und Risiken für Rückenprobleme nicht kennen und daher auch nicht vermeiden können.

- **Das Heben schwerer Gegenstände** beispielsweise, angefangen beim vollen Putzeimer bis hin zur Sprudelkiste, die Sie aus dem Auto holen, ist eine Gefahrenquelle, die Sie kennen sollten. Hier gilt, generell nicht aus der Lendenwirbelsäule heraus, also nicht mit gebeugtem Rücken zu heben, sondern etwas in die Knie zu gehen. Holen Sie den Gegenstand dann nahe an den Körper heran, um unnötige Zugbelastung auf die Lendenwirbelsäule zu vermeiden. Arbeiten Sie stets aus den Beinen heraus. Anfangs erfordert dies möglicherweise noch ein zusätzliches Training der Oberschenkelmuskulatur, denn vorher haben Sie diese Kraft aus dem Rücken geholt. Prägen Sie sich die neuen Bewegungsabläufe bewusst immer wieder ein, bis sie Ihnen ganz geläufig sind.

- **Wenn Gegenstände sehr schwer sind** und Sie sich sowieso schon mit Schmerzen herumplagen, dann lassen Sie sich am besten von jemandem helfen und tragen das Schwergewicht zu zweit oder zu dritt. Ihr Rücken wird es Ihnen bestimmt danken!

» *Bleiben Sie stets in Bewegung, das ist die beste Vorbeugung gegen Rückenschmerzen. Sammeln Sie auf rückenschonende Weise Punkte anhand der Tabelle auf Seite 121/122 (Typ 3, »Gesundheitsbewusster«).*

Das Prof.-Bloss-Fitprogramm:
für Ihr Seelenheil

Ganz entscheidend für Ihre seelische Fitness ist körperliche Aktivität. Wenn Sie sich tagsüber ausreichend bewegen und dabei regelmäßige Pausen nicht vergessen, fallen Sie abends angenehm müde ins Bett. Sie schlafen dann tief und ruhig. Das wiederum stärkt Ihre Nerven und bringt gute Laune.

Spazieren gehen:

Bewegung hellt die Stimmung auf. Schon ein kurzer Waldspaziergang beruhigt aufgewühlte Gemüter und macht fröhlich. Allerdings sollten Sie auf eine gewisse Regelmäßigkeit achten. Planen Sie drei Einheiten pro Woche ein, und bewegen Sie sich dabei 30 bis 45 Minuten am Stück. Gehen Sie oft spazieren, radeln, walken oder schwimmen Sie. Während des Aktivprogramms erhöht sich die Ausschüttung der stimmungsaufhellenden Hormone wie Serotonin und Dopamin, Stresshormone wie Adrenalin dagegen bauen sich leichter und schneller ab. Nutzen Sie dieses einfache und vor allem kostenlose Antidepressivum so oft wie möglich.

Tiefer Nachtschlaf:

Jeder dritte Deutsche klagt über Ein- oder Durchschlafstörungen. Dagegen gibt es ein schlichtes, aber effektives Mittel: Laufen oder radeln Sie sich müde. Auch Schwimmen hilft, um nächtliches Schäfchenzählen zu vermeiden. Wenden Sie außerdem vor dem Einschlafen eine Entspannungstechnik an. Gut geeignet ist zum Beispiel die progressive Muskelentspannung nach Jacobson (siehe Seite 54) oder die tiefe Bauchatmung (siehe Seite 61). Damit lassen Sie die Tagesanspannung leichter los und gleiten in einen sanften Schlummer.

Die Nerven stärken:

Um ein starkes Nervenkostüm zu bekommen hilft Ihnen ein Mix aus regelmäßigem Bewegungstraining (mindestens dreimal in der Woche 30 Minuten) und täglicher Auszeit (10 Minuten), in der Sie bewusst vom Alltag Abstand nehmen und sich nur auf Ihren Atem konzentrieren. Anfangs werden Sie ein bisschen Geduld und Durchhaltevermögen brauchen, um Ihren neuen Lebensstil zu praktizieren. Aber die Mühe lohnt sich!

Eine Studie an 80 Patienten, die an der Universität von Dallas in den USA durchgeführt wurde, ergab, dass sich bei Menschen, die sich an drei Tagen in der Woche 30 Minuten bewegen, depressive und nervöse Beschwerden nach zwölf Wochen um 50 Prozent verringert hatten. Ein zusätzliches Entspannungstraining trägt dazu bei, die Gedanken zur Ruhe zu bringen und ein insgesamt hohes Anspannungsniveau zu reduzieren. Menschen, die beispielsweise regelmäßig meditieren, neigen nachweislich seltener zu Depressionen und schaffen es, auch in schwierigen Lebensphasen leichter in ihre Mitte zu finden sowie zur Ruhe zu kommen.

EXTRA-TIPP:
Schlummertrunk aus der Natur

- **Bewährtes Hausmittel:** Hervorragend geeignet bei Einschlafstörungen ist ein allabendliches Glas warmer Milch mit Honig. Es wirkt jedoch meist nicht gleich auf Anhieb, sondern erst nach einigen Tagen.

- **Erwiesene Wirkung:** Dieser Trunk enthält die Aminosäure Tryptophan, aus der im Organismus der Botenstoff Serotonin gebildet wird, der für gutes Ein- und Durchschlafen sorgt. Der Honig in der Milch ist entscheidend, denn die im Honig enthaltenen Zuckermoleküle dienen als Transportmittel, um das Tryptophan ins Gehirn zu bringen.

UNSER GUTER RAT:
Bewegung kann ein echter Seelentröster sein

- **Eine meiner Patientinnen,** 48 Jahre alt, fiel eines Tages in eine tiefe seelische Krise: Ihr Mann hatte sie nach 20 Jahren Ehe verlassen, um mit einer anderen Frau zusammen zu sein. Die nun getrennt lebende Ehefrau stellte ihr gesamtes bisheriges Leben in Frage, sie war sogar teilweise arbeitsunfähig, weil

sie von Panikattacken und schweren Schlafstörungen heimgesucht wurde. Die Kinder wohnten nicht mehr zu Hause, daher war sie jetzt abends oft allein und musste lernen, diese Leere zu füllen. Als ihre Ärztin riet ich ihr, die Trauer und Wut auf ihren Partner, die mit der Zeit immer mehr ans Tageslicht traten und sich als permanente Anspannung äußerten, in Bewegung umzusetzen und dadurch Stresshormone abzubauen. Meine Patientin war zunächst skeptisch, hatte sie sich doch nie sehr für Bewegung interessiert. In ihrer Not jedoch wagte sie einen Versuch und fing an, spazieren zu gehen – ein- bis zweimal in der Woche. Danach fühlte sie sich jedes Mal viel ruhiger, leichter und erfüllt von den Eindrücken, die sie aus der Natur mit nach Hause brachte. Dann steigerte sie ihr Lauftempo, denn sie spürte, wie gut es tat, die Anspannung in gleichförmige Bewegung umzusetzen und damit negative Emotionen abzubauen. Sie besuchte außerdem einen Nordic-Walking-Kurs, in dem Sie neue Freunde gewann, und ging zusätzlich alle zwei Tage für 30 Minuten in die Natur. Mit der Zeit wurde sie immer gelassener, ihr vergangenes Leben und die schmerzhafte Trennung belasteten sie weniger und sie blickt heute dank des neuen »bewegten« Lebens wieder positiv in die Zukunft.

> *Lassen Sie hin und wieder Ihre Seele baumeln, beispielsweise bei einem Spaziergang in der Natur. Die Bewegungstabelle auf Seite 121/122 zeigt Ihnen auf, welche Effekte die einzelnen Aktivitäten bringen.*

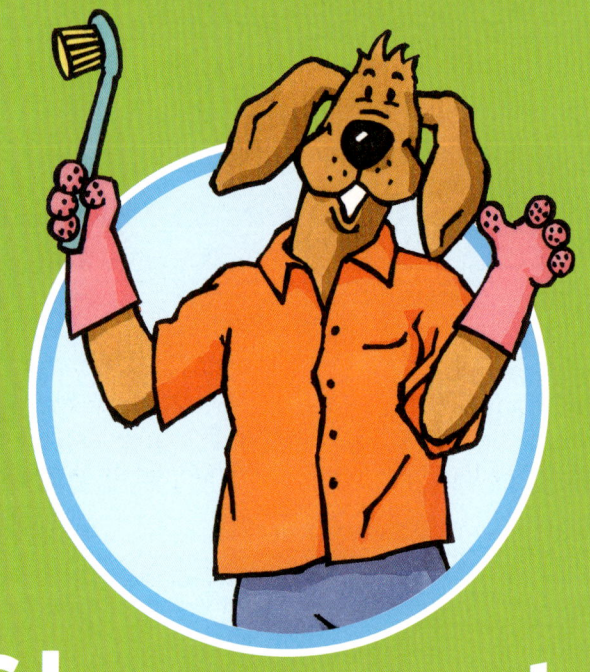

Der **Slowsport**planer

Bewegungstabellen:

gemütlich, moderat oder flott

Schnell nachgeschaut:
Jede Bewegung zählt

Damit Sie selbst einschätzen können, wie viel Sie sich täglich bewegen und ob Sie noch aktiver sein sollten, bekommen Sie nun Bewegungstabellen an die Hand. Suchen Sie sich die aus, die genau zu Ihrem Typ passt. Die Punkte, die Sie sammeln können, dienen Ihnen als Orientierung im bewegten Alltag.

So nutzen Sie die Tabellen richtig und effektiv

Die über die Nahrung aufgenommene und im Körper gespeicherte Energie benötigen Sie, um lebenswichtige Aufgaben wie das Atmen und die Temperaturregulierung ausführen zu können. Zusätzlich zu diesem Grundumsatz verbrauchen Sie bei jeder Bewegung, bei jedem Schritt, Energie. Dies wird als Leistungsumsatz bezeichnet (siehe Seite 30). Die Höhe des Grundumsatzes, der bis zu 50 Prozent des Gesamtumsatzes betragen kann, ist gewissen Schwankungen, etwa durch Krankheit oder Medikamente, unterworfen. Besser beeinflussbar ist der Leistungsumsatz. Da sollten Sie anknüpfen, getreu dem Motto »Jede Bewegung zählt«.

Den Alltag bewegter gestalten

Empfehlungen wie »mindestens 30 Minuten laufen« oder »der Fettstoffwechsel beginnt erst nach 15 Minuten« sind zwar meist nicht falsch, beziehen sich aber fast immer – wenn auch nicht ausschließlich – auf sportliches Training, manchmal sogar mit leistungssportlichen Ambitionen. Diese Ratschläge spielen also für Sie keine Rolle, denn für ein bewegteres Leben ist allein ausschlaggebend, dass mehr Bewegung in Ihren Alltag kommt.

Bewerten Sie nach Punkten

Die Punktangaben beruhen zum größten Teil auf dem errechneten Kalorienver-

Unser Tipp im Umgang mit der Punktebewertung

- Einige Aktivitäten bekommen Punkte, obwohl der Energieverbrauch zu vernachlässigen ist.

- Muskeldehnungen beispielsweise sind für Büromenschen wichtig. Die Durchführung solcher Übungen (siehe Seite 89) verbraucht zwar Energie, aber die entscheidende Bedeutung kommt dabei der Dehnung, Lockerung und Mobilisierung der Muskeln und des Bindegewebes zu.

brauch für eine Durchschnittsperson. Bei den Anstrengungsgraden kommt es allerdings ganz auf Sie persönlich an. »Gemütlich«, »moderat« und »flott« sind offen formuliert, das bedeutet für jeden etwas anderes. Dadurch, dass Sie sich entscheiden müssen, mit welcher Anstrengung Sie sich bewegen, fördern Sie Ihr Bewegungsgefühl und bleiben motiviert.

Gute Orientierungshilfe

Es ist nicht möglich und auch nicht wichtig, für alle Bewegungsformen ganz genaue Punktangaben zu machen. Dazu sind zu viele Unbekannte im Spiel: Was Sie unter »moderat bügeln« verstehen, ist für eine andere Person möglicherweise schon Leistungssport. Hinzu kommt, dass Sie für das Bügeln eines Hemds oder einer Bluse vielleicht nur drei Minuten benötigen, während ein anderer erst in 15 Minuten damit fertig ist. Die Punkte beruhen also nur zum Teil auf quantitativen (mengenmäßigen) Kalorienangaben. Streng genommen müsste es nämlich einen Punkteunterschied zwischen sportlichem Jogging und sportlichem Walking geben, da Jogging die meisten Kalorien verbrauchen lässt.

Entscheidend aber ist, dass Sie sich überhaupt Punkte verdient haben, wenn Sie sich bewegen. Auf ein paar Kalorien mehr oder weniger kommt es dabei nicht an. Die Punkte sollen Ihnen als wichtige Orientierung dienen. Sie zeigen Ihnen, ob Sie aktiv genug sind oder ob Sie sich mehr bewegen und noch mehr Punkte sammeln sollten. Vielleicht bringt Ihnen das Punktesystem so viel Spaß, dass Sie von einer wahren Sammelleidenschaft gepackt werden. Aber bitte möglichst nicht schummeln!

Genug Bewegung im Alltag?

In den Tabellen sind zum einen typische Bewegungen des täglichen Lebens sowie des beruflichen Daseins aufgeführt. Denn in vielen Fällen ist es möglich, allein durch die Verlängerung und/oder Wiederholung der Bewegungen im Alltag auf eine ausreichende Bewegungszeit zu kommen, die von Sportmedizinern als optimal für die Erhaltung und Verbesserung der Gesundheit angesehen wird. Zum anderen handelt es sich um Bewegungen aus dem Sport, die dann zu empfehlen sind, wenn der Alltag und der Job sehr bewegungsarm sind oder zusätzliche Fitness erzielt werden soll.

Zehn Minuten sind eine Einheit

Wie im ersten Kapitel beschrieben (siehe Seite 16), eignet sich eine Reihe von sportlichen Bewegungen auch dafür, sie unter nicht sportlicher Zielsetzung zu betreiben. Angestrebt werden sollte eine tägliche Punktzahl von mindestens 40 Punkten, entweder durch mehr Bewegung im Alltag und Beruf oder auch durch sportliches Training.

Wichtig: Um die Punkte zu erreichen, sollten Sie die Aktivität *mindestens zehn Minuten* lang durchgeführt haben. Bei 20 Minuten Bewegung bekommen Sie die doppelte Punktzahl. Ob die Anstrengung gemütlich, moderat oder flott war, entscheiden Sie selbst.

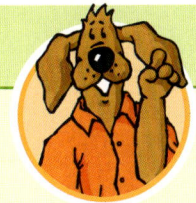

Die vier Bewegungstypen: Wie viel Aktivität sie an den Tag legen sollten

Typ 1: Couchpotato und Bewegungsmuffel

Beim Couchpotato (siehe Seite 26) besteht in vielerlei Hinsicht Nachholbedarf. Er sollte über langsames Herantasten eine Bewegungsform finden, die optimal zu ihm passt und ihn motiviert. Wenn auch Sie zu dieser Kategorie gehören, müssen Sie wissen, dass Sie Ihrer Gesundheit bereits Gutes tun, wenn Sie etwas mehr Aktivität entwickeln. Es sollte Ihnen klar werden, dass Sie Ihren Körper bisher eher nachlässig behandelt haben und das nun ändern dürfen. Für Sie stellt die genaue Dokumentation der erreichten Punkte eine große Motivationshilfe dar.

Typ 2: Genießer und Übergewichtiger

Für diesen Typ (siehe Seite 26) gilt Ähnliches wie für den Couchpotato. Er sollte jede Möglichkeit, die sich ihm bietet, nutzen, um sich mehr zu bewegen. Hier lässt sich wirklich sagen: Die Menge macht's. Es kommt nicht so sehr auf die Bewegungsqualität an, sondern die Quantität ist entscheidend. Je öfter und je mehr sich dieser Typ bewegt, umso besser ist es. Sobald die ersten Erfolge verzeichnet werden und die Pfunde purzeln, ist es wichtig, sich auch mit sportlichen Aktivitäten zu beschäftigen.

Typ 3: Gesundheitsbewusster und Heilung Suchender

Als Gesundheitsbewusster (siehe Seite 27) wissen Sie um die große Bedeutung von Bewegung für Ihr Wohlbefinden. Deshalb haben Sie sie bisher schon zu einem Prinzip Ihrer Lebensgestaltung gemacht. Vielleicht lässt sich aber noch etwas verbessern. Legen Sie den Fokus auf die bewusste Durchführung. Sie sollten darauf achten, Ihre Bewegungen den optimalen Funktionen des Körpers anzupassen: Die Einkaufstüten bitte gleichmäßig verteilen, also rückenschonend tragen; Staubsaugen und Rasenmähen sollten stets mit dem ganzen Körper erfolgen, nicht nur aus den Armen heraus.

Typ 4: Gestresster und Zeitgeplagter

Bewegung wird hauptsächlich unter ökonomischer Perspektive gesehen: Was bringt am meisten in der kürzesten Zeit? Für die sportorientierten Bewegungsformen sollte dieser Typ (siehe Seite 27) konditionelle Grundlagen haben. Wenn auch Sie dazugehören und häufig unter Stress und Termindruck leiden, sollten Sie darauf achten, sich nicht zu oft in der Kategorie »flott« zu bewegen. Gemütliches bis moderates Bewegen bringt hier auf lange Sicht den größten Erfolg.

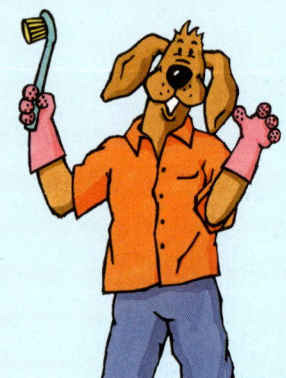

Typ 1: Couchpotato und Bewegungsmuffel

Dieser Typ (siehe Seite 117) sollte über langsames, eher nicht sportliches Herantasten eine Bewegungsform finden, die optimal zu ihm passt und auf Dauer motivierend ist. Die Alltagsbewegungen sollten immer mal wieder auch etwas sportlich durchgeführt werden. Ein Beispiel: Sie gehen bewusst zu Fuß zum Einkaufen, auf dem Nachhauseweg tragen Sie zwei mittelschwere Einkaufstüten und machen einen kleinen Umweg. Den Rückweg laufen Sie dabei so flott, dass Sie ins Schwitzen kommen.

Bewegungsform	gemütlich	moderat	flott	Effekt
Alltags-aktivitäten				
Bügeln	❶	❷	❸	koordinationsfördernd
Einkaufen	❷	❹	❻	Fatburner
Gartenarbeit	❸	❹	❽	muskelkräftigend
Rasen mähen	❺	❻	❼	konditionsstärkend
Spazieren gehen	❸	❹	❽	kreislaufanregend
Staubsaugen	❷	❹	❻	Fatburner
Treppensteigen	❼	❽	❾	muskelkräftigend, Fatburner
Wäsche aufhängen	❷	❸	❹	kreislaufanregend, rückenstärkend
Mit Hund Gassi gehen	❸	❹	❼	kreislaufanregend, konditionsstärkend
Mit Kindern spielen	❸	❹	⓫	kreislaufanregend
Auto fahren	❶	❷	–	koordinationsfördernd
Betten beziehen	❶	❷	❷	kreislaufanregend
Betten machen	❶	❶	❷	kreislaufanregend
Boden wischen, 2 mittelgroße Zimmer	❷	❸	❹	Fatburner, rückenstärkend
5 Fenster putzen	❷	❸	❹	kreislaufanregend, Schultertraining
2 schwere Mülltüten hinaus-tragen	❷	❸	❹	rückenkräftigend
Staubwischen	❷	❸	❸	konditionsfördernd
Berufsaktivitäten				
Am PC tippen	❶	❷	❸	koordinationsfördernd

Bewegungsform	gemütlich	moderat	flott	Effekt
Im Büro: Muskel-entspannung	⑤ Schulter, Nacken	⑥ Schulter, Nacken, Brust	⑦ Schulter, Nacken, Brust, Arme	entspannend; Muskeln jeweils 10 Sekunden maximal anspannen, dann loslassen und entspannen
Im Büro: Muskel-dehnung	⑤ Schulter, Nacken	⑥ Schulter, Nacken, Brust	⑧ Schulter, Nacken, Brust, Arme	kreislaufanregend, entspannend, kräftigend; Muskeln etwa 20 Sekunden leicht dehnen
Sportaktivitäten				
Walking	④	⑥	⑨	kreislaufanregend
Nordic Walking	⑤	⑦	⑩	kreislaufanregend, Fatburner
Wandern	④	⑥	⑩	Fatburner
Rad fahren	④	⑥	⑩	konditionsstärkend, muskelkräftigend
Schwimmen	⑤	⑦	⑩	kreislaufanregend, muskelkräftigend,
Heimtraining auf Ausdauergerät	④	⑥	⑩	kreislaufanregend, Fatburner

Typ 2: Genießer und Übergewichtiger

Für diesen Typ (siehe Seite 117) ist es wichtig, relativ fix zu Erfolgen zu kommen. Denn durch schnelle Fortschritte wird er dazu motiviert, auch wirklich dabeizubleiben und sich für eine sportliche Bewegungsform zu begeistern. Eine bedeutende Rolle spielt die möglichst hohe Anzahl der Baby-Steps. Dieser Typ sollte jede sich ihm bietende Chance nutzen, um Energie zu verbrauchen und zu spüren, dass Bewegung beim Abnehmen hilft.

Bewegungsform	gemütlich	moderat	flott	Effekt
Alltags-aktivitäten				
Bügeln	①	②	③	koordinationsfördernd
Einkaufen	②	④	⑥	Fatburner
Gartenarbeit	③	④	⑦	muskelkräftigend
Rasen mähen	⑤	⑥	⑧	konditionsstärkend
Spazieren gehen	③	④	⑧	kreislaufanregend
Staubsaugen	②	④	⑥	Fatburner

Bewegungsform	gemütlich	moderat	flott	Effekt
Treppensteigen	❹	❻	❿	muskelkräftigend, Fatburner
Wäsche aufhängen	❷	❸	❹	kreislaufanregend, rückenstärkend
Mit Hund Gassi gehen	❸	❹	❼	kreislaufanregend, konditionsstärkend
Auto fahren	❶	❷	–	koordinationsfördernd
Betten beziehen	❶	❷	❷	kreislaufanregend
Betten machen	❶	❶	❷	kreislaufanregend
Boden wischen, 2 mittelgroße Zimmer	❷	❸	❹	Fatburner, rückenstärkend
5 Fenster putzen	❷	❸	❹	kreislaufanregend, Schultertraining
2 schwere Müll-tüten hinaus-tragen	❷	❸	❹	rückenkräftigend
Staub wischen	❷	❸	❸	konditionsfördernd
Berufsaktivitäten				
Am PC tippen	❶	❷	❸	koordinationsfördernd
Im Büro: Muskel-entspannung	❺ Schulter, Nacken	❻ Schulter, Nacken, Brust	❼ Schulter, Nacken, Brust, Arme	entspannend; Muskeln jeweils 10 Sekunden maxi-mal anspannen, dann los-lassen und entspannen
Im Büro: Muskel-dehnung	❺ Schulter, Nacken	❻ Schulter, Nacken, Brust	❽ Schulter, Nacken, Brust, Arme	kreislaufanregend, entspannend, kräftigend; Muskeln etwa 20 Sekunden leicht dehnen
Sportaktivitäten				
Walking	❹	❻	❾	kreislaufanregend
Nordic Walking	❺	❼	❿	kreislaufanregend, Fatburner
Wandern	❹	❻	❿	Fatburner
Rad fahren	❹	❻	❿	konditionsstärkend, muskelkräftigend
Schwimmen	❺	❼	❿	kreislaufanregend, muskelkräftigend
Heimtraining auf Fahrrad-ergometer	❹	❻	❾	kreislaufanregend, Fatburner

Typ 3: Gesundheitsbewusster und Heilung Suchender

Der Gesundheitsbewusste (siehe Seite 117) wird einige Steckenpferde haben, zu denen er noch ein paar gesunde Ergänzungen machen kann. Deshalb liegt der Fokus hier zwar ebenso auf den Alltagsbewegungen, aber auch gezielte sportliche Aktivitäten können für diesen Typ immer eine gute Herausforderung sein.

Bewegungsform	gemütlich	moderat	flott	Effekt
Alltags-aktivitäten				
Bügeln	1	2	3	koordinationsfördernd
Einkaufen	2	4	6	Fatburner
Gartenarbeit	3	4	7	muskelkräftigend
Rasen mähen	5	6	7	konditionsstärkend
Spazieren gehen	3	4	7	kreislaufanregend
Staubsaugen	2	4	6	Fatburner
Treppensteigen	7	8	9	muskelkräftigend
Wäsche aufhängen	2	3	4	kreislaufanregend, rückenstärkend
Mit Hund Gassi gehen	3	4	6	kreislaufanregend, konditionsstärkend
Mit Kindern spielen	3	4	11	kreislaufanregend
Auto fahren	1	2	–	koordinationsfördernd
Betten beziehen	1	2	2	kreislaufanregend
Betten machen	1	1	2	kreislaufanregend
Boden wischen, 2 mittelgroße Zimmer	2	3	4	Fatburner, rückenstärkend
5 Fenster putzen	2	3	4	kreislaufanregend, Schultertraining
2 schwere Müll-tüten hinaus-tragen	2	3	4	rückenkräftigend
Staub wischen	2	3	3	konditionsfördernd
Berufsaktivitäten				
Am PC tippen	1	2	3	koordinationsfördernd
Im Büro: Muskel-entspannung	5 Schulter, Nacken	6 Schulter, Nacken, Brust	7 Schulter, Nacken, Brust, Arme	entspannend; Muskeln jeweils 10 Sekunden maximal anspannen, dann loslassen und entspannen

Bewegungsform	gemütlich	moderat	flott	Effekt
Im Büro: Muskeldehnung	❺ Schulter, Nacken	❻ Schulter, Nacken, Brust	❼ Schulter, Nacken, Brust, Arme	kreislaufanregend, entspannend, kräftigend; Muskeln etwa 20 Sekunden leicht dehnen
Sportaktivitäten				
Walking	❹	❻	❾	kreislaufanregend
Nordic Walking	❺	❼	❿	kreislaufanregend, Fatburner
Wandern	❹	❻	❿	Fatburner
Rad fahren	❹	❻	❿	konditionsstärkend, muskelkräftigend
Jogging	❹	❻	❿	kreislaufanregend, Fatburner
Schwimmen	❺	❼	❿	kreislaufanregend, muskelkräftigend
Heimtraining auf Ganzkörpergerät	❺	❼	⓫	kreislaufanregend, konditionsstärkend

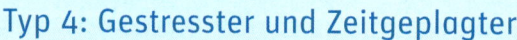

Typ 4: Gestresster und Zeitgeplagter

Für die sportlichen Bewegungen sollte dieser Typ (siehe Seite 117) über die entsprechenden Voraussetzungen und Lernerfahrungen verfügen, weil es sonst leicht zu körperlichen Beeinträchtigungen oder gar Verletzungen kommen kann. Der Gestresste und Zeitgeplagte sollte vor allem darauf achten, dass die körperlichen Aktivitäten sanft und nicht hektisch ausgeübt werden, auch wenn es ihm schwerfällt. Das stellt für ihn einen guten Ausgleich zum stressigen Alltag dar.

Bewegungsform	gemütlich	moderat	flott	Effekt
Alltagsaktivitäten				
Bügeln	❶	❷	❸	koordinationsfördernd
Einkaufen	❷	❹	❻	Fatburner
Gartenarbeit	❸	❹	❻	muskelkräftigend
Rasen mähen	❺	❺	❻	konditionsstärkend
Spazieren gehen	❸	❹	❻	kreislaufanregend
Staubsaugen	❷	❹	❻	Fatburner
Treppensteigen	❻	❼	❽	muskelkräftigend
Wäsche aufhängen	❷	❸	❹	kreislaufanregend, rückenstärkend

Bewegungsform	gemütlich	moderat	flott	Effekt
Mit Hund Gassi gehen	❸	❹	❺	kreislaufanregend, konditionsstärkend
Mit Kindern spielen	❸	❹	❿	kreislaufanregend
Auto fahren	❶	❷	–	koordinationsfördernd
Betten beziehen	❶	❷	❷	kreislaufanregend
Betten machen	❶	❶	❷	kreislaufanregend
Boden wischen, 2 mittelgroße Zimmer	❷	❸	❹	Fatburner, rückenstärkend
5 Fenster putzen	❷	❸	❹	kreislaufanregend, Schultertraining
2 schwere Müll-tüten hinaus-tragen	❷	❸	❸	rückenkräftigend
Staub wischen	❷	❸	❸	konditionsfördernd
Berufsaktivitäten				
Am PC tippen	❶	❷	❸	koordinationsfördernd
Im Büro: Muskel-entspannung	❺ Schulter, Nacken	❻ Schulter, Nacken, Brust	❽ Schulter, Nacken, Brust, Arme	entspannend; Muskeln jeweils 10 Sekunden maxi-mal anspannen, dann los-lassen und entspannen
Im Büro: Muskel-dehnung	❺ Schulter, Nacken	❻ Schulter, Nacken, Brust	❽ Schulter, Nacken, Brust, Arme	kreislaufanregend, entspannend, kräftigend; Muskeln etwa 20 Sekunden leicht dehnen
Sportaktivitäten				
Walking	❹	❻	❾	kreislaufanregend
Nordic Walking	❺	❻	❿	kreislaufanregend, Fatburner
Rad fahren	❹	❻	❿	konditionsstärkend, muskelkräftigend
Jogging	❹	❻	❿	kreislaufanregend
Schwimmen	❺	❼	❿	kreislaufanregend, muskelkräftigend
Heimtraining auf Ausdauergerät	❹	❻	❾	kreislaufanregend, Fatburner

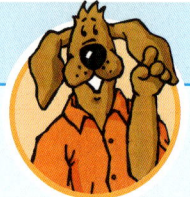

Auswertung: Ihre erreichte Punktzahl als Orientierungshilfe im bewegten Alltag

10 – 20 Punkte erreicht:

Das ist immerhin schon ein Anfang, mehr allerdings nicht. Versuchen Sie, sich öfter zu bewegen. Nehmen Sie die Treppen anstelle des Aufzugs, fahren Sie mit dem Rad statt mit dem Auto. Und wenn Sie zum Einkaufen gehen, dürfen Sie ruhig ein flottes Tempo an den Tag legen. Glauben Sie an sich, Sie schaffen das!

20 – 30 Punkte erreicht:

Das ist nicht schlecht, aber Sie sollten noch etwas mehr tun. Schließlich wollen Sie Ihr Leben lang fit und gesund bleiben. Vor allem um Beschwerden wie Herz-Kreislauf-Problemen oder Arthrose vorzubeugen, ist es ratsam, dass Sie auf täglich 40 Punkte kommen.

30 – 40 Punkte erreicht:

Sie sind kurz davor, sich auf einem optimalen Level einzupendeln. Jetzt heißt es dranbleiben! Sicher sind Sie sehr gesundheitsbewusst und tun einiges für Ihr tägliches Wohlbefinden. Deshalb achten Sie darauf, neben Ihrem Beruf täglich zusätzliche Bewegungseinheiten in Ihren Alltag einzubauen.

40 – 50 Punkte erreicht:

Diese Punktzahl ist optimal, machen Sie weiter so! Sie haben erkannt, dass Bewegung ein Lebenselixier ist, das Sie für sich nutzen können. Bringen Sie immer wieder Abwechslung in Ihren bewegten Alltag, damit es Ihnen auch weiterhin Spaß macht, aktiv zu bleiben.

50 – 60 Punkte erreicht:

Sie liegen super auf der Spur. Machen Sie ruhig mal etwas langsamer, denn Sie müssen es nicht übertreiben. Gesundheit und Fitness spielen eine wichtige Rolle in Ihrem Leben. Gut so – bleiben Sie auf jeden Fall dran!

über 60 Punkte erreicht:

Volltreffer, aber übernehmen Sie sich nicht! Das Risiko, die Lust zu verlieren, steigt, wenn Sie jeden Tag extrem aktiv sind. Sie dürfen ruhig einen Gang herunterschalten, dann sind Sie immer noch gut dabei, bleiben frisch und gesund. Achten Sie auch auf eine ausgewogene Ernährung mit fünfmal täglich Obst und Gemüse.

Wichtige Adressen:

Bundeszentrale für gesundheitliche Aufklärung:
www.bzga.de
Yoga: www.yoga.de
Robert-Koch-Institut: www.rki.de
Kalorienverbrauch: www.fitrechner.de
Pulsuhr von der Firma POLAR:
Modell heißt »POLAR AW200 Aktiv-
uhr«, einen Fachhändler in Ihrer
Nähe finden Sie unter
www.polar-deutschland.de

Literatur:

Bloss, Hans A.: *Bewegung gegen Herz-
infarkt,* Piper, München 1986
Bloss, Hans A./Staedt, Ulrich: *Herzinfarkt ist
kein Schicksal,* Midena, München 2002
Bloss, Hans A.: *Bewegung tut Not,*
Econ, Düsseldorf 1986.
Bloss, Hans A./Bloss, Christopher/Mahler, Iris:
Home Fitness, Knaur, München 2003
**Bloss, Hans A./Wolff, Christiane/Bloss, Christo-
pher:** *Gesund mit Pilates,*
Knaur, München 2006
Feuerabendt, Sigmund: *Heilen mit Yoga,* Knaur,
München 2005
Goleman, Daniel: *Emotionale Intelligenz,* dtv,
München 1997
Hamm, Michael: *Knaurs Handbuch Ernährung,*
Droemer Knaur, 1. Auflage München 2003
Kandel, Eric R./Kober, Hainer: *Auf der Suche
nach dem Gedächtnis,* Siedler,
München 2006
Münchhausen, von Marco: *So zähmen Sie Ihren
inneren Schweinehund,* Campus
Verlag, Franfurt 2007
Schirrmacher, Frank: *Das Methusalem-Komplott,*
Heyne, München 2005
Seneca: *Vom glücklichen Leben,* Insel
Verlag, Leipzig 1992
Bloss, Isabel: *Wirksamkeit eines homöopathi-
sierten Knorpelpräparates bei der Gonarthrose,*

*Dissertation zur Erlangung des medizinischen
Doktorgrades an der Universität Freiburg,* Frei
burg 2006
Bloss, Isabel: *Ganzheitlich heilen; Hintergründe
von Tinnitus, Herzrhythmusstörungen, Reiz-
darm-Syndrom und Schlafstörungen,* in: Natur &
Heilen, Heft 5 und 6, München 2007
Dalai-Lama: *Der Weg zum Glück,* Herder,
Freiburg 2003
Kornfield, Jack: *Meditation für Anfänger,*
Goldmann, München 2005
Laotse: *Tao te King,* Hugendubel,
München 2000
Steiner, Rudolf: *Die Philosophie der Freiheit,*
Rudolf Steiner Verlag, Dornach/Schweiz 1998
Trökes, Anna: *Das große Yoga-Buch,* Gräfe und
Unzer, München 2000

Register: